文經家庭文庫 140

飛碟早餐之醫學新知

潘懷宗 著

COSMAX
PUBLISHING Co.
Since 1981

文經社
Taiwan

聽廣播 學新知

◎趙少康

　　潘懷宗教授是我們飛碟電台的老朋友，數年前於 News98 電台主持〈名醫 on call〉就已普遍獲得聽眾朋友們的喜愛。此次應我之邀，每週四早上 7:00~8:00 點，定期在〈飛碟早餐〉中，接受我的專訪，探討有關醫學方面的新知。一年半以來，獲得全國聽眾的認同及迴響，反應非常熱烈。

　　潘教授是個認真的主講者，他總在節目播出之前，花許多時間準備講題、搜集資料，而每次在節目中和潘教授對談時，我都可在他的言談中，感受到他的熱忱及用心，我相信在收音機旁的聽眾也跟我有同樣的感覺。因為每當「醫學新知」單元播完之後，現場總是詢問電話不斷，電台的工作人員往往接到手軟。

　　聽眾的反應是如此地踴躍，除了第一時間的來電之外，我們也常收到聽眾的來信，有些是表達對節目的喜愛，有些則是希望索取相關醫學資料，而潘教授也不吝惜自己辛苦搜羅的資訊，他總是大方地提供出來，讓工作人員寄給聽眾。

　　「醫學新知」這個單元的忠實聽眾，可說是不分地域、

年齡的,因為我們曾經收過來自紐西蘭的鼓勵信件,也接過許多年輕人的來電詢問。此次,潘教授為了回應這些熱情聽眾的要求,決定將節目內容集結成書,讓所有〈飛碟早餐〉醫學新知的支持者,能得到更完整的醫學資訊。

當潘教授將他的出書計劃告知我時,我非常樂觀其成,也欣然答應為他寫序,因為我想趁潘教授出書的機會,向所有的朋友道謝,謝謝您們支持飛碟電台,也感謝潘教授的用功與努力。

目前飛碟電台週一至週六,早上7點到8點的〈飛碟早餐〉時段,每天有不同的生活休閒內容,提供給聽眾朋友收聽。除了週四潘懷宗教授的「醫學新知」外,週一有管理策略及職場技巧,週二則是吃喝藝術,週三有暢銷雜誌或書籍的專訪,週五是穿著時尚,以及週六的旅遊資訊。期待各位讀者在潘教授的妙筆引領下,享受醫學新知之餘,也能多多收聽FM92.1飛碟電台的節目。

最後,誠摯地推薦這本好書《飛碟早餐之醫學新知》,相信你會喜歡。

飛碟電台〈飛碟早餐〉主持人

自序|
你最需要的醫學新知

◎潘懷宗

2005 年初，飛碟電台梁蕾小姐來電，詢問是否有意願接受趙少康先生的專訪，探討醫學新知。由於之前在 News98 電台主持〈名醫 on call〉時，與趙先生、梁小姐及所有工作同仁相處融洽，因此不假思索地慨然應允。一眨眼之間，〈飛碟早餐〉醫學新知單元已播出將近一年半了。

在設定節目內容時，我將節目分做兩部分，先是概述國際間有哪些最新的醫學發展，再挑選其中一、二個較有趣或與一般人密切相關的主題，加以深入探討介紹。而在設定題目時，我會先檢索國內外最新的醫學期刊、論文、報告等，找出新的醫學情報，並查證它的可信度、真實性，再評估這些新知是否契合一般民眾的生活、對民眾的實用度有多高，以這些條件做為設定每集題目的標準。

每次上節目前，我都用心地準備資料，苦讀至深夜，擔心出錯，所以每次進入播音室都像進考場一般，幸好每位聽眾都是有耐心、有愛心（不太責備懷宗）的「教授」，在這段期間和我共同成長與分享知識的喜悅；甚至有許多聽眾特地來信給予鼓勵與指導，這些都讓我相當感激。

每集播出後，總會有聽眾來電索取資料，而且極為踴

躍，甚至要求拷貝重播錄音帶，而海外華僑也有來電表達支持的。因此，我興起了將所有資料整理成書的構想。因為當初會接下這份廣播工作，除了是趙少康先生的盛情難卻之外，最大的因素就是想盡一己之力，服務社會大眾。

於是秉持一份謹慎嚴謹的態度，堅持以文字所呈現的內容比起廣播所提供的內容，必須更加詳細、更加完整的前提下，在例假日的空檔中，逐字逐句校對，總算大功告成，完成了這本《飛碟早餐之醫學新知》。

在規劃內容時，我將最貼近日常生活的醫學新知擺在首篇，也就是〈日常飲食新發現〉，其中有許多大眾必須瞭解的飲食新資訊；第二篇〈基礎醫學研究新成果〉則是介紹與大眾生活有密切關係的基礎醫學；而心血管疾病、癲癇、脊椎損傷……等大家相當關心的再生醫療新方，則放在第三篇〈醫學再生新科技〉；第四篇〈癌症成因與抗癌新方法〉則是許多癌友和其親友們最需要的醫學新資訊。

這本書的內容雖無法囊括所有醫學新知、滿足所有人的需要，但我仍期望本書能提供讀者更清楚、更深一層的醫學知識，希望你會喜歡。也感謝文經社全體同仁的幫忙。最後，謹以此書謝謝所有聽眾及讀者的支持與鼓勵。

陽明大學教授
台北市議員
潘懷宗

目次 contents

Part II 基礎醫學研究新成果 ──p.83

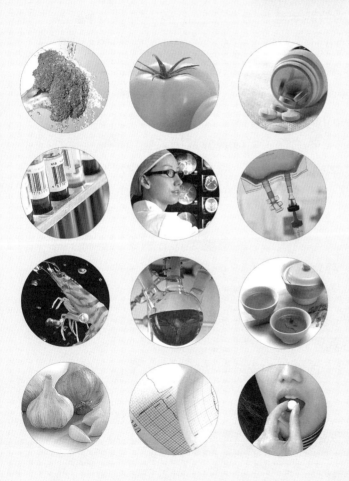

Part I

日常飲食新發現

1 │ 十大抗老、防癌的超級食物

　　美國《時代雜誌》（Time，2005 年 6 月）曾經刊登一篇由多位營養學家撰寫的專業知識文章〈10 Foods That Pack a Wallop〉，文中指出，科學家一直在找尋是否從「吃得正確」上預防疾病，其中包括心血管疾病、糖尿病、甚至癌症。

　　美國哈佛大學附屬醫院（Brigham and Woman's Hospital）預防醫學系主任 JoAnn Manson 就說，食物可說是相當複雜的，如果您只是從瓶瓶罐罐中攝取養分或抗氧化物是完全無法和天然食物相比擬的。因此，呼籲讀者，放棄所有瓶瓶罐罐的健康食品，從「正確的吃」天然食物開始，找回自己的健康。

　　這十種延緩衰老、抵抗疾病的食物分別是：番茄、菠菜、花椰菜、蔓越莓（小紅莓）、大蒜、鮭魚、燕麥、堅果、紅酒和綠茶。這十種天然食物可說是非常實用且能養生防癌的佳餚，因此筆者特別向大家強力推薦，最好日常生活中常常吃，以保健康。

　　以下就這十種食物的成分與功效，向大家作一詳細的報告。

1 番茄（Tomato）

　　美國人愛說：「每天一顆蘋果，可以遠離醫師。」但

歐洲人卻說：「天天吃番茄，不必
求醫師。」

　　番茄，曾榮登美國《時代雜
誌》（2002 年 1 月）「十大風雲食物」
的榜首。一直到現在，各國民眾對於番
茄的熱潮始終不減。

　　番茄本身含有大量的茄紅素（類胡蘿蔔素的一種），經過這
幾年的研究，茄紅素（Lycopene）不斷地被證實能提高人體
的免疫力，對抗自由基對細胞的破壞，減少癌症發生，
如：攝護腺癌及其他腸胃道的癌症。番茄的纖維質還可幫
助預防結腸直腸癌。

　　除了減少癌症發生，番茄還有其他好處，具有養顏美
容的維生素 C，也有 β 胡蘿蔔素可預防老化，還含有合成
細胞 DNA 所需要的葉酸、降血壓的鉀，以及能整腸健胃的
有機酸。

2 菠菜（Spinach）

　　菠菜營養豐富，素有「蔬菜之王」之美譽，可見其營
養之豐富。

　　菠菜每 100 克中含鐵 1.6~2.9 毫克，含蛋白質 2.4 克（1
斤菠菜相當於 2 個雞蛋的蛋白質含量），維生素 A 有 3 毫克（多於胡
蘿蔔），維生素 B 有 10.06 毫克、維生素 B 群有 20.16 毫克、
維生素 C 有 31.4 毫克（約番茄的 3 倍）。

　　菠菜不僅含大量的 β 胡蘿蔔素，也是維生素 B_6、葉酸、鐵質和鉀質的極佳來源。此外，一把菠菜所含的葉黃素（Lutein）、維生素 C、鈣和鎂都超過每日建議攝取量的 10%。

　　食用菠菜的好處有以下數種：

- β 胡蘿蔔素可預防多種癌症和心臟病。
- 葉酸可幫助防止胎兒先天缺陷及出生體重過輕，並預防某些癌症和心臟病。
- 鉀質可幫助維持細胞內的電解質平衡，促進心臟功能及血壓正常。
- 維生素 B_6 及維生素 C 有益於免疫系統。
- 鐵質可幫助預防缺鐵性貧血。
- 鈣質和鎂能建造強壯的骨骼和平衡血壓。
- 菠菜的根含有一般蔬果所缺乏的維生素 K，有助於防治皮膚、內臟出血。
- 葉黃素可以防止黃斑部病變，而黃斑部病變是眼盲的頭號殺手。

3 花椰菜（Broccoli, Cauliflower）

　　花椰菜是十字花科蔬菜，含有蘿蔔硫素（Sulforaphane）。

根據美國約翰霍普金斯大學醫學
院和日本筑波大學的研究人員合
作發現，這種成分可以刺激體內
抗癌酵素（phase II 酵素）的製
造。也就是說，蘿蔔硫素可以幫
助人體細胞抵抗致癌物的侵襲。
不過蘿蔔硫素並非花椰菜能防癌

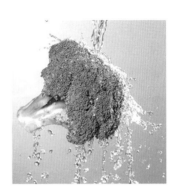

的唯一因素，其還含有大量的強力抗氧化劑——維生素
C，以及豐富的鉀質、纖維質，和其他的必須維生素及礦物
質。

花椰菜又可粗分為白花椰菜及綠花椰菜二種。

白花椰菜富含槲皮酮（Quercetin）、穀胱甘和黃體素等抗
氧化物質。槲皮酮是一種強力抗癌物質，能使許多致癌物
質失去活性。

綠花椰菜能提高身體的自然抗癌系統。過去 10 年的研
究顯示，綠花椰菜對於大腸方面的癌症有特別良好的預防
效果，如果能夠提高綠花椰菜的抗癌力，對於預防大腸癌
的功效更為明顯。

如果您不喜歡花椰菜，也可試試包心菜（Cabbage）或白
菜（Bok choy）。

4　蔓越莓（Cranberry）

蔓越莓又名小紅莓，是一種生長在北美的植物，產量

非常稀少，含有豐富的維生素 C、鐵質、單寧酸，與蔓越莓多酚等生物活性成分，對於幫助女性生理健康與膚色都有很好的效果。是最受到歐美女性重視的天然水果，享有水果中的紅寶石的美譽。

另外，蔓越莓亦含有超級熱門的抗氧化物前花青素，藉由特殊的抗氧化能力，清除自由基的能力，可避免細胞受破壞，並維持細胞的健康與活力。

根據研究顯示，蔓越莓的功效來自於一種獨特的苯基過氧化物，具有類疫苗的功用，可以喚醒免疫系統的力量，對於入侵的有害菌達到抑制的作用。蔓越莓可以幫助改變細菌叢生態，預防結石，清除血中毒素與治療尿道、陰道的細菌感染，使小便順暢，而且沒有抗生素的副作用。

美國的泌尿科學會研究人員曾發表一篇由 150 位曾經感染泌尿道的女性進行試驗，結果發現，不管是喝蔓越莓汁或是吃蔓越莓濃縮膠囊者，都比起吃假的糖果藥丸者得到改善程度要高。

根據美國藥典記載，蔓越莓是對付膀胱炎、尿道感染有效的輔助品。根據最近發表於《美國醫學會雜誌》(Journal of American Medical Association, JAMA) 的研究證明，蔓越莓可以協助尿道防止細菌的附著與感染，對於婦女常見的尿道感染預防十分有效。

根據芬蘭的 Oulu 大學研究人員，發表於近期的《美國臨床營養學期刊》(American Journal of Clinical Nutrition) 的研究

資料指出，女性若能經常食用蔓越莓汁和優酪乳，將可以大大地降低發生女性泌尿道感染的機會達70%左右。

研究指出，因為女性的尿道位於陰道開口的上方，造成尿道、陰道的分泌物常會混在一起。女性尿道若有分泌物，常見的原因有尿道炎或是尿道憩室，而尿道旁腺體發炎也會讓女性常覺得尿道口或陰道口常濕濕黏黏的，十分不舒服，所以蔓越莓可說是女性維護尿道清潔的最佳良方。

另外，藍莓（Blue berries）也是非常好的食物，其所含的花青苷（Anthocyanin）具有抵抗心臟疾病、癌症，同時也可增強腦力，宜多吃。

5 大蒜（Garlic）

古埃及時代，大量的奴工被發配建造金字塔，為了維持奴工的體力，法老王都會發給奴工大蒜，以維持體力，為什麼？

這是因為大蒜中含有各種硫化合物等多種生理活性成分，大蒜特殊的氣味也是由這些成分而來。其中最重要成分是硫化丙烯基（Allyl sulfides）可有效地降低壞的膽固醇（LDL），提高好的膽固醇（HDL），預防心血管疾病與高血壓，促進新陳代謝，改善血液循環。

另外，大蒜也可以抗細菌及抗黴菌。因此，古時有將蒜液塗抹在傷口消毒的治療方法。

大蒜素與維生素 B_1 結合，可以增進腸道蠕動、幫助排

便、防止便祕，也能減少維生素 B_1 的損耗，並增進吸收利用，促進能量的正常代謝，減少疲勞。

由於大蒜能增強精力並改善血液循環，因此被認為可以助陽補腎，佛經也將蒜類視為葷食不可食用，至於現代科學對於大蒜增進活力則是抱持肯定的態度。

根據研究顯示，大蒜能夠抑制癌細胞的分裂增殖與生長。大蒜富含硫硒有機化合物，有利於抗癌。大蒜並有抑制香腸臘肉中常添加的亞硝酸鹽，轉變成致癌物質亞硝酸胺的效果。因此吃香腸配大蒜，不但就口感或健康的角度來看，都是內行人的行為喔！

6 鮭魚 (Salmon)

鮭魚鱗小刺少，肉色橙紅，肉質細嫩鮮美，可直接生食，又能烹製菜餚，一直深受人們喜愛的魚類，是許多家庭飯桌上的常客。

鮭魚能有效地預防糖尿病等慢性疾病的發生與發展，具有很高的營養價值，享有水中珍品的美譽。鮭魚含有豐富的不飽和脂肪酸，能有效降低血脂和膽固醇，防治心血管疾病。其所含的 Ω-3 不飽和脂肪酸更是腦部、視網膜及神經系統所不可缺少的物質，具有增強腦功能、防治老年癡呆和預防視力減退的功效。

科學家也認為 Ω-3 不飽和脂肪酸可以阻止發炎物質的生成，因此對於類風濕性關節炎及紅斑性狼瘡的患者，也有幫助，除鮭魚外，沙丁魚（Sardelle）、鯖魚（Mackerel）及青魚（Blue fish）亦富含 Ω-3 不飽和脂肪酸。

鮭魚魚肝油中還富含維生素 D 等，能促進機體對鈣的吸收利用，有助於生長發育，也因此，由鮭魚製成的魚肝油，使成為相當受歡迎的營養品。

7 燕麥（Oat）

燕麥屬麥類，和稻米比起來，是較為耐寒的農作物，比一般麥類更能抵抗酷寒的環境，對貧寒地區的民眾來說，燕麥是重要、甚至是唯一的糧食來源。

燕麥含有豐富的維生素 B 群、E 及多種微量礦物質。燕麥的脂肪含量是穀類中最高的，而所含脂肪酸也是以有助調節血脂肪的單元不飽和脂肪酸，與人體必須的亞麻油酸及次亞麻油酸為主。同時，和其他穀類比起來，燕麥含有更豐富的鐵、鋅、鎂等礦物質。

許多的研究指出，燕麥具有降血脂（包含總膽固醇與俗稱壞膽固醇的低密度脂蛋白）的功能，能減少罹患心血管疾病的危險。因為燕麥有一種叫作 β 聚葡萄醣（β-glucan）的膳食纖維，這種膳食纖維已被許多的中外研究證實能夠降低膽固醇。膳食纖維還具有整腸、調節腸內菌叢生態、通便等生理作用。

8 堅果（Nut）

所謂的堅果類，就是許多種富含油脂的種子類食物，如花生、芝麻、核桃、腰果、松子、瓜子、杏仁果等。

堅果是植物的精華部分，一般都營養豐富，對人體生長發育、增強體質、預防疾病有極好的功效。

堅果類在食物代換表上，和各種食用油一樣，都被歸類為脂肪類食物。高熱量、高脂肪（好的不飽和脂肪）是共同的特性，也是榨油的好原料，但其也含有醣類、蛋白質、膳食纖維及多種維生素與礦物質，營養價值甚高，並具有特殊的風味。

堅果類的油脂以不飽和脂肪酸為主，尤其是有利於提高血液中 HDL 的單元不飽和脂肪酸，並有多量的維生素 E，而且不含膽固醇。

堅果類含有豐富的維生素 B 群，花生尤其是維生素 B_1、菸鹼酸、葉酸的良好來源，杏仁則含有豐富的維生素 B_2。堅果類是鎂、銅、錳、硒的良好來源，等於是多種礦物質的寶庫，調理多種生理功能，也是合成體內抗氧化酵素的關鍵元素。

堅果類也含有多種與抗氧化、抗腫瘤有關的植物化學元素，再加上維生素 E 與硒等抗氧化營養素，也讓堅果類食品沾上了抗老抗癌的色彩。不過先決條件是堅果類沒有變質，一旦變質，產生自由基，效果就相反了。

以下 6 種堅果可對抗 6 類疾病，列表提供大家參考：

堅果類	內容說明
堅果之王——榛果	對心臟病、癌症、心血管疾病有預防和治療作用，還可明目健腦。
長壽之果——松仁	具有降血壓、防止動脈硬化、防止因膽固醇增高而引起的心血管疾病的作用。
健腎之果——板栗	健脾胃，補腎強心。GI 值（升糖指數）比米飯還低，糖尿患者可適量品嘗。
抗癌堅果——杏仁	苦杏仁可治咳嗽氣喘，但含少量毒素。甜杏仁治體虛滋補，無毒，潤肺滑腸，降低膽固醇，適合老人體弱者。
心臟之友——開心果	可降低膽固醇含量，減少患心臟病機會，難怪叫「開心果」。
抗鬱之友——葵花籽	含有維生素 B_8，能治癒憂鬱症、神經衰弱。

9 紅酒（Red Wine）

紅酒中含有豐富的抗氧化劑——黃酮類物質。

黃酮類物質的抗氧化能力比維生素 E 還強 30 倍，主要存在於葡萄皮中，是紅酒的製造過程中，所被保存的最珍貴成分。

紅酒中的黃酮類物質能刺激血管內皮細胞合成一氧化

氮，達到擴張血管的效果。在飲用90分鐘後，會使阻塞的冠狀動脈產生擴張作用，達到舒緩效果。因此，高血壓及心絞痛的患者，每日一小杯紅酒，可保護心血管系統。

世界衛生組織（World Health Organization）的研究發現，法國人血中的膽固醇含量及血壓皆比美國人高，但是美國人的心肌梗塞死亡率卻是法國人的2.5倍。醫學研究也發現，適量紅酒也可減少近50%的心血管疾病死亡率。

《新英格蘭醫學期刊》上發表的研究報告也顯示，紅酒中的黃酮類物質對於大腸癌、食道癌及皮膚癌有預防效果，而喝烈酒及啤酒反會增加大腸癌。

根據《Journal of the American College of Nutrition》（1999年4月）的一篇報導發現，紅酒的抗氧化物能夠防止動脈內壞膽固醇（LDL）氧化，降低中風或心肌梗塞的機率。

紅酒中含有一種多酚類物質——白藜蘆醇（Resveratrol）。科學家發現，它能讓酵母菌在低卡路里的飲食狀態下，延長70%的壽命，還能預防心臟疾病和骨質疏鬆。

哈佛醫學院的David Sinclair等人發現，白藜蘆醇可提

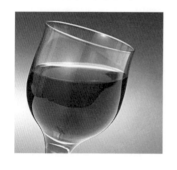

升能夠穩定DNA而延年益壽的酵素Sir2之量。這項實驗或許能解釋，為何法國、義大利等國搭配紅酒的地中海飲食有助延年益壽。

雖然紅酒對心血管疾病有

預防的功效，但喝多了，依然會傷肝，所以必須適量，不可藉口而酗酒才是。

10 綠茶（Green Tea）

綠茶是中國茶的一種，含有豐富的茶多酚，是一種強力抗氧化劑，在亞洲已盛行了二千多年。其所含的茶多酚主要是兒茶素（Catechin）。

研究顯示，茶多酚的抗氧化功效勝過維生素 C 和 E 兩種最強的抗氧化劑，可預防心血管栓塞導致的心臟病。綠茶中所含的抗氧化素能避免細胞壞死，降低癌症發生率。所以，常喝綠茶的人比較不容易得胃癌、肺癌、食道癌、胰臟癌和結腸癌。

一份針對一千多位男性的研究顯示，綠茶喝愈多的人，血脂、血脂蛋白、總膽固醇、三酸甘油酯的數值愈低。日本的研究也指出，綠茶可對抗自由基氧化，預防細胞癌化。

另外的研究還顯示，喝綠茶的吸菸者比起吸菸但不喝綠茶的人，得癌症的機率低了許多。同時，常喝綠茶的國家，人民心臟病的罹患率比較低，原因可能是它具有保健心臟的特性。綠茶可預防異常的血液凝結、降低過高的血壓及膽固醇，並提高好膽固醇（HDL）的含量。

日本醫界、農業界也表示，綠茶具有天然瘦身、降低血糖、預防糖尿病、抗癌防癌、抗氧化、降低膽固醇等多

重功效，並認定日本人為世界最長壽的民族，與傳統愛喝綠茶的習性，有相當大關係。

此外，綠茶還含豐富的葉綠素、維生素 C、E 及 β 胡蘿蔔素等，每日飲用，除了上述的效果外，更可以美容養顏、青春永駐、延年益壽。

醫學小常識

超級食物怎麼吃？

*番茄

番茄透過不同的吃法，能帶來不同的好處。直接生食，就能吃到最多的維生素 C。但是，因為熟食較能吸收到茄紅素，所以也建議熟食。

每天吃 1 顆番茄就能達到保護的功效。而加工過的番茄產品，如番茄汁和番茄醬，也含有茄紅素的成分。建議民眾不時換個方式吃番茄，既可以兼顧口感又可以豐富營養。

*菠菜

國外抗氧化性測試表明，女性吃了 30 克左右的新鮮菠菜，勝於吃 1.25 克的維生素 C 和喝 270 cc 紅葡萄酒，所以菠菜被推崇為 10 大養顏美膚食物之一。

*花椰菜

花椰菜是用途很廣的菜，可以直接燙熟食用，也可以和其他蔬菜一起熱炒。不過花椰菜不能加熱太久，以免營養流失。

花椰菜和番茄一起吃，或將成為最新抗癌的策略。英國泰晤士報於 2004 年報導，研究人員發現，就預防攝護腺癌而言，同時食用花椰菜及番茄的效果，比兩種蔬果分開來單獨食用佳，

information

其抗癌效果甚至比一種正在研發的抗癌新藥還好。

番茄的茄紅素及花椰菜的硫醣胺酸鹽是抗癌效果的來源，但這兩種成分都無法藉營養補充劑來複製其功效。

＊蔓越莓

根據實驗顯示，每天飲用 2 杯蔓越莓汁亦可顯著減少 LDL；而每天飲用 2~3 杯蔓越莓汁可顯著增加 HDL。

統計顯示，這樣的變化相當於減少了 40% 心血管疾病風險。除了心血管保健功效之外，相關研究也顯示，蔓越莓也可以減少牙周病、胃潰瘍，及癌症的罹患風險。

＊大蒜

大蒜雖好卻不宜多吃。吃多了反而會刺激腸胃，甚至造成潰瘍或溶血性貧血。每天吃生蒜以 1 瓣（5克）左右為宜；熟蒜也以 2~3 瓣（10-15克）以內為佳。涼拌或製作醬料時，利用大蒜是最自然的作法。大蒜要咬碎吃，有用的大蒜素才會產生。

要減少吃大蒜所產生的口臭，一是與蛋白質豐富的食物一起吃，二是飯後立即刷牙漱口，喝些牛奶、咖啡、茶，或吃些水果也都有改善口臭的效果。

＊鮭魚

美國著名皮膚學家佩裏肯教授，曾發表一項營養美容研究：食用以鮭魚為主的食物，三天過後，面部皺紋及鬆垂的皮膚，能出現明顯改善，使人煥發青春活力。

佩裏肯教授指出，導致人類衰老的元兇是糖分子。附著在骨膠原上的糖分子會破壞細胞，使纖維變得僵硬，失去彈性，而致使皺紋產生。野生的冷水魚類，如鮭魚、鱒魚，都含有一種獨特的脂肪酸，能刺激神經，修復被損傷的細胞，促使皮下肌肉收縮和緊繃。

information

＊燕麥

　　民間傳說燕麥還有助預防貧血、促進傷口癒合與改善神經衰弱等功效。

　　以燕麥為原料所磨成的乾燥穀片，加上牛奶及乾燥水果，更成了標準的營養大熔爐。現在市面上也有一些即食燕麥粥，和泡麵一樣可以即沖即食。它們的營養結構比泡麵好，只是這些即食燕麥粥也加了不少鹽或糖，還是要注意。

　　想在白米中添加整粒燕麥食用的人，則宜由少量漸增，以免脹氣。

＊堅果

　　如果堅果儲存過久或儲存不當，油脂可能會變質，產生油耗味及自由基，容易對身體造成傷害。如果吃起來有油味等讓人不快的味道，就表示已開始變質，已不適合食用。所以在儲存時，應儲藏在陰涼乾燥的地方。

　　吃堅果每天適宜吃 30 克左右，如果不小心多吃了堅果，就要減少一日三餐用油量和飲食量。

＊紅酒

　　紅酒和威而鋼有一樣的作用：能增加一氧化氮的擴張血管作用，帶給人「性」福，還具有保護心血管系統的效果。由於血管疾病的患者是絕不可服用威而鋼的，因此不妨在睡前喝一小杯紅酒（30 cc 以內），一試紅酒的「威」力。

＊綠茶

　　大部分的專家都認為，要獲取綠茶的最大抗癌功效，每日需要飲用 5~10 杯的份量。

information

2 澱粉類食品最怕高溫燒

大家都知道燒焦的食物
含有致癌物，但沒有燒焦的
食物是否仍含致癌物呢？尤
其是植物性食品又如何呢？

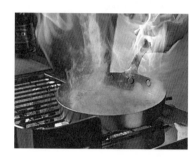

2005 年 2 月 15 日，來自
歐洲、北美及日本的 25 位科
學家，在日內瓦參加聯合國召開的三天緊急會議，研商澱
粉類食品經過油炸、煎烤等高溫處理之後，會產生名為丙
烯醯胺（Acrylamide）的致癌物，危害人體健康的程度。會議
結束後立即在 2005 年 3 月 4 日由聯合國糧農組織（FAO）及
世界衛生組織（WHO）共同發表聯合聲明，向全球提出警告。

初步研究結果顯示，某些碳水化合物含量較高而蛋白
質含量較低的植物食品，如：洋芋片、炒過的咖啡豆、穀
類食品、烤餅、煎餅、麵包、和蛋糕等，若烹調溫度超過
120 ℃會產生丙烯醯胺。目前丙烯醯胺對人體神經系統的損
害已經得到証實，而在動物實驗中，丙烯醯胺則會引起動
物的生殖系統疾病，並且導致癌症。

2002 年 4 月瑞典是最先發現這個問題的國家，世界衛
生組織官員說，挪威、英國和瑞士所做的後續研究，基本
上都支援瑞典國家食品管理局的研究發現，其他國家的研

究與瑞典也有相似的結果，故其發現是不容置疑的。

哈佛大學公共衛生學院流行病學系 Dr.Lorelei Mucci 曾發表較為保守的論調，他說目前要做出是否丙烯醯胺會致癌的結論，仍需其他更多的研究數據來協助判定，例如日常飲食攝取丙烯醯胺對腦及神經系統的影響。且將丙烯醯胺歸為致癌物，僅是因為動物實驗的結果而非人類。另外，實驗用於動物的丙烯醯胺是高劑量純化過的，而非由食物中正常攝取的，必須謹慎解讀。但筆者認為少吃總是好的。

美國公共利益科學中心委託研究單位，針對十多種受歡迎的食品所做的實驗發現，某些品牌的炸薯條和洋芋片含有高量的丙烯醯胺，而且炸薯條中含有所有食物中最高量丙烯醯胺的研究結果，也與歐洲的研究完全相符。

根據上述研究，大包的速食店炸薯條含有 72 微克的丙烯醯胺。而美國環保署限制一杯飲用水的丙烯醯胺最高含量則是 0.12 微克，兩者相差將近 600 倍。

洋芋片也含有高量的丙烯醯胺。不過，消保團體發現不同品牌的洋芋片的丙烯醯胺含量各有不同，但因對於丙烯醯胺形成的過程不瞭解，所以並不知道為何會有此種個別差異。現在的挑戰就是要瞭解導致丙烯醯胺形成的化學反應和條件，才能進而改進食品加工的過程，藉以避免食物中產生高量的丙烯醯胺。

1 誘發癌症的兇手：丙烯醯胺

丙烯醯胺主要代謝產物為 Glycidamide。研究指出，長期暴露於丙烯醯胺環境的老鼠，體內 Glycidamide 含量顯著增加，且 Glycidamide 比丙烯醯胺更易與 DNA 作用產生突變性，含量增加時，癌症罹患率也上升，是導致癌症的誘發物質。

動物實驗顯示，丙烯醯胺在腸胃道內消化吸收相當快速，且能廣泛分布在體內各器官組織，但丙烯醯胺及其代謝物也極容易被分解，並隨尿液排出體外。

瑞典研究報告指出，丙烯醯胺會引發染色體變異。此外，丙烯醯胺亦會造成哺乳動物細胞基因損害，國際癌症研究中心已將丙烯醯胺歸類為可能致癌物質。

2 丙烯醯胺怎麼來？

丙烯醯胺於食品中形成的機制，依其結構（$CH_2CHCONH_2$）推測，還原糖是必要成分。目前對食品中丙烯醯胺之形成，以天門冬胺酸（Asparagines）與還原糖經梅納反應（Maillard reaction）為可能主要途徑，甲硫胺酸（Methionine）亦有可能形成丙烯醯胺。

食物中澱粉與高溫加工，可能是生成丙烯醯胺的重要原因。以下舉不同加工方式，說明生成丙烯醯胺的程度：

● 油炸與微波加熱會促使馬鈴薯中丙烯醯胺含量增加。

- 水煮後再油炸所生成的丙烯醯胺含量，又比單純油炸的產品低。

- 水煮馬鈴薯中丙烯醯胺含量則相當低。

　　此外，加熱溫度亦為重要因素。提高烤箱溫度，會增加薯條中丙烯醯胺含量。當溫度達 100 ℃，即可檢測到丙烯醯胺的生成；當溫度高於 150 ℃以上，丙烯醯胺含量會隨著溫度的提高而增加。

　　綜合大部分研究結果可知，加熱溫度、時間、水分含量及酸鹼值是影響丙烯醯胺生成之重要因素，但確實情形則仍待更多的研究探討。

3 哪些食品含有丙烯醯胺？

　　愈來愈多的食物被發現含有丙烯醯胺，例如：橄欖（Olive）、洋李汁（Prune juice）、嬰兒用磨牙餅乾（Teething biscuit）等等。糕餅製品中，薑餅的丙烯醯胺含量高於印度烤餅（Naan）、煎餅（Crumpet），以及水果蛋糕（Fruitcake）。薑餅中加入檸檬酸混合後丙烯醯胺的含量則會減低。

　　加拿大衛生部日前抽測市面上食品中含丙烯醯胺的情形，並公布於官方網站上，請參考「表1」。

4 丙烯醯胺中毒

　　丙烯醯胺是用來製造聚丙烯醯胺高分子（Polyacrylamide）的材料，而聚丙烯醯胺高分子則是在飲用水及廢水處理過

表1：食品中丙烯醯胺含量初步抽測表

食物種類	檢測樣本數	平均值（ppb）	最低值（ppb）	最高值（ppb）
麵包	10	27	14	47
吐司	2	159	28	290
玉米片	3	130	100	170
可可製品	8	< 50	< 2	190
咖啡	11	27	4	150
咖啡替代品（穀類製）	1	430		
薯條	8	679	59	1900
漢堡、速食	1	< 3		
印度烤餅	1	170		
花生醬	1	53		
洋芋片	10	1271	430	3700
馬鈴薯（水煮、薯泥）	1	< 4		
烤堅果、烤豆	5	87	25	260
甜薯片	1	260		

参考文獻：〝Acrylamide in Foods ：Occurrence,Sources,and modeling〞A.Becalski,B.P.-Y Lau,D.Lewis,S.W. Seaman; Journal of Agricultural and Food Chemistry,2003; 51（3）：802-808.

程中，用來移除懸浮粒子及雜質的。同時亦可製造膠水、紙張及化妝品等。

丙烯醯胺在動物身上可致癌已確定無誤，在人身上是否如同在動物身上一樣嚴重，則須更多的證據。但是丙烯醯胺可以傷害人類的神經系統，已是確定無誤。

丙烯醯胺具有神經毒性，能引發中樞神經系統麻痺、記憶喪失、幻想、想睡、平衡失調、刺激感、咳嗽、流鼻

水、暈眩、手腳麻木、體重減輕、言語不清等症狀。並有研究指出，丙烯醯胺會造成 DNA 、神經與生殖系統損傷。

醫界擔心人類會有丙烯醯胺中毒，主要是針對工廠操作的工人及吸菸者等高危險群，卻沒想到高溫處理的高澱粉類食物中也有，真是令人擔心。

5 遠離致癌兇手

我們雖然不是精確地知道溫度到達多高，以及烹調多長時間，會產生多少量的丙烯醯胺，但我們可以確定的是低於 120 ℃處理的食物，絕對不會有丙烯醯胺，因此，水煮食物絕對安全。

目前，聯合國糧食及農業組織（FAO）及世界衛生組織（WHO）已嚴格要求食品廠商降低食物中丙烯醯胺的含量，特別是薯條、洋芋片及烤類食品。另外，民眾最好避免偏好油炸食品，以免吃入太多的丙烯醯胺，造成危害。

醫學小常識

怎麼健康吃燒烤食品？

澱粉類的食物和肉類一樣都會產生致癌物，所以均應避免太高溫度，太長時間烹煮食物。但肉類食品又必須煮熟才能吃，否則有大量的病菌。因此，用水煮熟後，再簡單烤一下，又可享受烤肉香味，解解饞，又不會致癌。

information

3 | 胃潰瘍的救星：啤酒花多酚

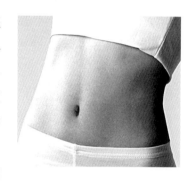

　　日本千葉大學醫學研究院和朝日啤酒公司聯合研究小組，曾在日本細菌學會（2005 年 4 月）上發表，從啤酒花中提取的啤酒花多酚有預防胃潰瘍的作用。

　　醫界已經確認，幽門螺旋桿菌（Helicobacter Pylori， HP）可能是導致胃潰瘍的最大原因， 2005 年諾貝爾醫學獎也因此頒給了發現此菌的澳洲醫師馬歇爾（Barry J. Marshall）及華倫（J. Robin Warren）。

　　幽門螺旋桿菌會將一種名為 Cag A 的蛋白質注入胃壁的上皮細胞中，造成上皮細胞分泌促發炎細胞素，吸引嗜中性白血球，這些白血球再分泌出高度活性的氮氧化物（自由基），傷害胃組織，導致急性胃炎和胃潰瘍。

　　統計顯示，全世界有半數以上的人感染了幽門螺旋桿菌。用抗生素殺菌是目前主要的治療方法，但幽門螺旋桿菌容易產生抗藥性，影響治療效果。

　　依據日本讀賣新聞報導，千葉大學研究人員在利用人體細胞進行的實驗中，給幽門螺旋桿菌分泌的毒素施以啤酒多酚，然後進行培養。結果發現，和沒有施以啤酒花

多酚的情況相比,幽門螺旋桿菌對人體細胞的損害能力不到後者的十分之一。

研究小組成員野田公俊教授說,幽門螺旋桿菌毒素與啤酒花多酚結合以後,就會失去附著胃壁的能力。這會使細菌毒素失去作用,並未殺死細菌,因此不會出現抗藥性的問題。此一發現,提供我們抗生素治療外的另一種選擇,——使用純化或人工合成的啤酒花多酚。

但是,利用啤酒花多酚治療絕不是喝啤酒,請大家別會錯意。

1 胃潰瘍是細菌作祟

幽門螺旋桿菌,是一種革蘭氏陰性細菌,一端有 4 到 6 根鞭毛,可在胃黏膜中螺旋狀前進,並能分泌一種酵素,將尿素轉化成鹼性的胺,以中和強烈的胃酸,使其能生存於有強酸的胃中,人類是其唯一的宿主,化學式如下:

尿素

$$O = C \begin{array}{c} NH_2 \\ \diagdown \\ NH_2 \end{array} + H^+ + 2H_2O \xrightarrow{\text{酵素}} HCO_3^- + 2NH_4^+$$

胺

根據實驗報告,台灣地區慢性胃炎患者,檢測出感染幽門螺旋桿菌的比例達 $70\sim90\%$,胃潰瘍患者則為 $50\sim90\%$,十二指腸潰瘍患者更是高達 $90\sim100\%$。《科學人

雜誌》（Scientific American，2005年3月）曾用了將近14頁的篇幅報導這個人類最古老、也是最親密的同伴，有興趣者可當做輔助閱讀資料。

幽門螺旋桿菌感染全世界約一半的成年人，台灣地區的感染率約為54%。到底這個和人類共生了一萬多年的細菌是益菌？還是壞菌？而如何去根除幽門螺旋桿菌這種厭氧菌，已成了治療腸胃潰瘍的重要課題。

幽門螺旋桿菌只能寄居在人體胃黏膜的上皮，會分泌毒素破壞胃黏膜的表皮細胞，造成胃炎；破壞胃壁細胞，降低胃裡的酸度，使自己更容易存活於胃壁中。絕大多數的感染只造成無症狀的慢性胃炎，只有少數毒性較強的菌株會產生胃潰瘍或十二指腸潰瘍。

1983年澳洲的病理醫師羅賓‧華倫（Robin Warren）及年輕內科醫師馬歇爾（Barry J. Marsall）共同在《刺胳針雜誌》（Lancet）雜誌發表了一篇文章，他們在活動性慢性胃炎的胃黏膜上發現了有一種未知名的曲狀桿菌寄生。第二年，他們再度發表在慢性胃炎及消化性潰瘍患者的胃部，有此細菌的存在，並且成功地培養出該菌菌種，此菌即為「幽門螺旋桿菌」。

近20年來，經過全世界胃腸、病理、細菌及免疫學家的臨床研究，已經確定幽門螺旋桿菌是造成慢性胃炎、十二指腸潰瘍的主要原因，甚至胃潰瘍、胃黏膜淋巴瘤、胃癌等，都被證實與之有密切的相關。

2 幽門螺旋桿菌的感染途徑

幽門螺旋桿菌並不是自然存在於人體的細菌，而是經由口沫傳染而存在於胃腸道中。

幽門螺旋桿菌的流行情形與社會經濟狀況關係密切。在某些開發中國家，因經濟衛生條件落後，許多患者在孩童時期就已感染幽門螺旋桿菌，經長時間的慢性胃炎而未治療，胃黏膜的腺體逐漸萎縮，變成萎縮性胃炎，甚至形成胃癌。

不過，胃癌的形成是多種原因，需經由多重步驟才形成的，所以單單幽門螺旋桿菌的感染還不足以直接引起胃癌，請大家不要過分擔心。

3 常見的症狀和疾病

感染初期常有消化不良的症狀，包括上腹部不適、打嗝、放屁、嘔吐、腹鳴、腹脹等急性胃炎的症狀。但大多數人在慢慢適應後，反而沒有症狀。如果有上腹部灼熱痛，飢餓時或飯後一、二小時開始疼痛，或半夜疼痛，則可能已有十二指腸潰瘍。

幽門螺旋桿菌所引起的疾病，常見以下數種——

A. 慢性胃炎：

國內胃炎病例中，多數為幽門螺旋桿菌的感染，不會引起特殊疾病或症狀，但會引發慢性活動性胃炎，也有部

分患者產生消化性潰瘍或胃黏膜萎縮等。

B. 胃潰瘍：

臨床實驗結果證實，消除幽門螺旋桿菌即可防止潰瘍再發。實際上胃潰瘍病患中，有 70~80％ 具有幽門螺旋桿菌，雖然並非造成消化性潰瘍的直接原因（原因尚有藥物、壓力、菸酒），但若未將此菌除去，則潰瘍容易再發。

C. 十二指腸潰瘍：

幾乎所有的十二指腸潰瘍患者，有幽門螺旋桿菌感染，而沒有幽門螺旋桿菌感染的十二指腸潰瘍，以長期服用抗發炎非類固醇類止痛藥（NSAID）引起的最多。

D. 胃（腺）癌：

流行病學的研究發現，幽門螺旋桿菌感染率高的地區，胃（腺）癌的發生率也高。在許多國家的研究報告指出，幽門螺旋桿菌誘發胃（腺）癌之機率十分高；相反地，在胃癌病患中，亦可發現幽門螺旋桿菌，但此菌僅為引發胃（腺）癌的因素之一，但並非直接引起胃癌之原因。

4 幽門螺旋桿菌的診斷

臨床上要去診斷是否有幽門螺旋桿菌感染的方法，包括有侵襲性及非侵襲性的檢查——

A. 侵襲性檢查：

作胃鏡取胃黏膜組織再做切片檢查。

B. 非侵襲性檢查：

由於這部分相當有醫學趣味性，所以特別花些篇幅說明一下——

(a) **尿素呼吸測試法：**

採用碳-13尿素呼氣測試法。利用幽門螺旋桿菌分泌大量尿素，分解酵素，快速將尿素分解成胺及二氧化碳的特性所設計，達到快速檢驗目的。

(b) **血清學檢查血中的HPIgG：**

一般說來，服用抗生素把幽門螺旋桿菌根除後，血中的HPIgG還會存在6個月到一年的時間才消失。

5 胃潰瘍的治療

目前健保局與世界衛生組織（WHO）經過評估之後，有以下的治療政策：

有幽門螺旋桿菌感染，且已產生消化性潰瘍者應予治療；若僅有幽門螺旋桿菌感染，而沒有消化性潰瘍者，僅予以追蹤觀察，不予治療。

藥物治療幽門螺旋桿菌通常得併用抗生素如：安莫西林（Amoxicillin）、四環黴素（Tetracyclin）、巨環類抗生素（Macrolides）等、鉍鹽（Bismuth）、質子幫浦阻斷劑如氫離子阻斷劑（Proton pump inhibitor），洛賽克（Losec）、泰克胃通

（Takepron）等多種藥物。

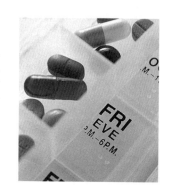

單獨使用一種抗生素易產生抗藥性，還會讓這些抗藥的菌種趁機坐大，收不到任何效果。所以，通常會選用兩種抗生素，再加上鉍鹽或是質子幫浦阻斷劑，也就是所謂的三合一療法。而質子幫浦阻斷劑可抑制胃酸分泌，因為過多的胃酸不但會使潰瘍惡化，同時也會降低抗生素的效果。但鉍鹽的效果似乎不如質子幫浦阻斷劑來得好，故在國內也少用。

一般療程為兩週，幽門螺旋桿菌根除率可達90%。如果只用一種抗生素外加質子幫浦阻斷劑，則會將根除率減為80~85%，一旦將此菌清除，大約只有2~5%的人會再感染。

除了以上的藥物以外，也有使用乙型抗組織胺藥物取代質子阻斷劑。目前的健保給付也是以兩週為限，除非有特殊病例需要延長治療或再次治療。如何選擇最佳的藥物組合就得視患者狀況而定。

三合一療法也有惡心、腹瀉、脹氣、暈眩等副作用的產生，常影響到患者服藥的順從性。但只要能好好配合藥物治療，根治消化道潰瘍應不是難事。

當然，在治療期間，患者要避免食用刺激胃酸分泌的食物。也要戒菸，否則會減少胰臟分泌碳酸氫鹽，失去對消化道保護作用。

6 是益菌？是害菌？

當人的胃裡沒有幽門螺旋桿菌後，雖然不會有消化性潰瘍及胃癌的風險，但由於缺乏其在胃部調控酸度，會使食道下半部易受到胃酸的灼傷，較易罹患食道疾病。

臺北榮總與台中榮總的研究發現，台灣地區食道逆流導致食道發炎的病例，從 1997 年的 5% 持續增加到 2004 年的 21%。因此，幽門螺旋桿菌在胃裡是個不好的東西（有害），但對食道卻有保護作用（有益）。

另外，胃會製造兩種影響人類飲食行為的激素。一種是會促進食慾的激素（Ghrelin），可叫做「肚子餓素」，另一種是抑制食慾的激素（Leptin），叫做「肚子飽素」。當幽門螺旋桿菌不見後，肚子餓素會增加，造成體重上升。因此，使用抗生素追殺幽門螺旋桿菌的利弊得失，恐怕也必須視個人的疾病史、基因特性及年齡而有不同的判斷吧！

啤酒花多酚由於並不是殺死幽門螺旋桿菌的藥物，所以是否也是另一種新的選擇呢？值得大家深思。

醫學小常識　　胃病的預防與保健

❶ 改變生活習慣，不熬夜、不酗酒。
❷ 停止吸菸，並避免任何刺激性的食物。
❸ 充分休息，溫和的運動。
❹ 儘可能減輕壓力。
❺ 患者務必遵照醫師處方拿藥並服用至完。

information

4 慢性疼痛的新曙光

近期加拿大蒙特利爾市麥克吉爾大學疼痛研究中心研究人員凱薩琳・布希內爾（Catherine Bushnell）通過研究發現，慢性疼痛可能源自大腦。這個成果替所有為慢性疼痛所苦的患者帶來一線希望，因為慢性疼痛長期找不到原因，也不知如何根治，而這項研究成果為慢性疼痛成因找到新解答。

此項研究工作是對受測者先施以輕度疼痛的熱脈衝，或是熱脈衝加上悅耳的音樂。當受測者因為音樂而轉移注意力後，對疼痛的認知就消失了，隨後的腦部掃描也證實了這一點。因此，如果其他人不斷地問你疼不疼，會增加你對自己疼痛的注意力，從而更加疼痛。

除了布希內爾的研究外，英國倫敦大學和美國匹茲堡大學的研究人員也支持慢性疼痛源自大腦。他們在沒有任何疼痛的人身上，經過催眠告訴他們疼痛後，他們就會感到疼痛。更重要的是，控制慢性疼痛的意義不僅在於減少患者的疼痛，更是在於減少長期疼痛對大腦的損傷。

美國西北大學心理學教授瓦尼亞・阿卜卡里安在利用磁振造影，對正常人和慢性疼痛患者的大腦進行比對後發現，長期慢性疼痛的患者，腦部組織出現相當於正常人一、二十年自然衰老的萎縮，這種萎縮在負責認知和解決

問題的前額葉皮質和丘腦部分表現得更為嚴重。阿卜卡里安說：「疼痛的時間愈長，腦量便縮小得愈厲害，平均每年約15毫升。」所以大家應該要特別重視慢性疼痛。

① 什麼是慢性疼痛？

慢性疼痛可說是一場無止境的噩夢。它會造成患者長期性的焦慮、失眠、易怒，甚至導致自殺傾向。如果沒有妥善的治療，不僅患者身體、心理受到疼痛的折磨，也可能因此失去工作，引發家庭生計困難，間接影響到家屬的生活及心情，甚至造成社會、經濟等層面的問題。

現代國家慢性疼痛相當盛行。英國的慢性疼痛人口佔7%、美國則佔9~13%、加拿大有10~18%。在醫院評鑑考核事項新增了疼痛評估（Pain Assessment）、疼痛治療（Pain Management）二項。

另外，在生命徵象指標中，除了血壓、脈搏、呼吸、體溫之外，近年還增加了疼痛。可見疼痛已經是不容小覷的問題了。

A. 人體疼痛傳達的途徑

當我們因外界器械、溫度及化學刺激產生傷害後，會釋出致痛物質，導致疼痛接受體的興奮，而此興奮的訊號經過痛覺神經纖維傳達，透過脊椎背角，沿著對側的脊椎視丘路上行，途經視丘，抵達大腦皮質感應疼痛。如果我

們能在疼痛訊息的傳達途徑上作個控制閘門，阻絕疼痛訊息傳達到大腦，就可以控制疼痛。

但是，疼痛是人體的警報器。當警報器響起時，亦即疼痛產生時，必須先查明原因，解決問題，不可以一下子就止痛，否則就像掩耳盜鈴一樣，沒有解決根本問題，且會產生嚴重的後果。

此外，疼痛也會受到各種因素諸如壓力、教育程度、基因、性別、睡眠、天氣、情緒、記憶、文化背景、心理作用、性格及其他因素的影響。

B. 急性疼痛與慢性疼痛如何區別？

一般急性疼痛發生疼痛的時間會短於 3 個月。大部分是組織傷害的預警作用，在臨床上較易控制。病患經常會因疼痛而出現焦慮，而此類疼痛通常會隨著組織的復原自動消失。因此，主要治療的是受傷害的組織。

然而，慢性疼痛則是發生疼痛的時間已超過 3 個月。慢性疼痛大多非組織傷害所造成，而是身體對疾病所發出的預警作用。慢性疼痛會造成病患自閉、憂鬱、易怒、自殺傾向、人格變化，社會成本更高。慢性疼痛本身就是一種疾病，在醫療上，要治療的就是疼痛本身。

2 如何區分疼痛？

有以下數種：

- 侵害刺激性疼痛（組織傷害）。
- 神經源性疼痛（神經痛）。
- 交感神經源性疼痛（血流障礙）。
- 心因性疼痛（心理作用）。
- 部位、時間性區分（急性/慢性）。
- 背景病因區分（癌症/非癌症）。
- 生理特性區分（侵害性/心因性）。

3 維生素Ａ過多的陷阱

　　最新研究發現（Friedland and Burde，1996 年），攝取過多維生素Ａ可導致維生素Ａ過多症（ Hypervitaminosis A ），容易引起慢性頭痛、惡心、嘔吐、食慾不振、疲倦、皮膚炎、肌

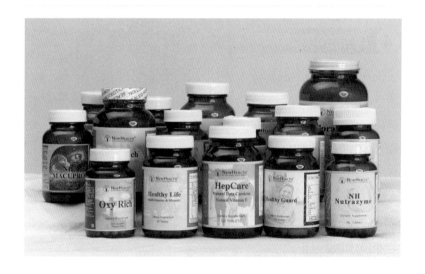

肉疼痛、牙齦炎、眼球震顫和假性腦瘤等症狀。

　　一名 62 歲男性的患者，因慢性頭痛求診，多方面的檢查均顯示正常。患者提及他每天服用 20,000 IU 的維生素 A，在停止服用維生素 A 的 2~3 星期後，頭痛便明顯減輕。

　　維生素 A 富含於肉類、魚、奶油、雞蛋、牛奶、胡蘿蔔、南瓜等食物中，在人體內貯存於肝臟。而高單位的補充劑亦可導致維生素 A 過量和中毒。

　　在美國，維生素 A 建議劑量為成人男性每天 5,000 IU，女性每天 4,000 IU。誘發假性腦瘤症狀所需劑量則是每日 6,000 IU~20,000 IU 不等。

　　脂溶性維生素 A 的補充若過量，會引起明顯的中樞神經症狀，頭痛就是其中之一，而另一症狀為腦壓增加，讀者不可不慎。

4 疼痛的藥物治療

　　疼痛治療在最近 20 年的發展上，所使用的方法相當多，諸如：脊椎內嗎啡等藥物注射、低能量雷射（光線刺激療法）、新型消炎止痛藥（專一性 COX-2）的開發、脊椎內植入電極後通電刺激、脊椎內輸藥系統的植入與灌注、肉毒桿菌注射療法、高頻熱擬療法、基因療法等。

　　在治療疼痛的方法中，利用止痛藥的藥物療法是方便而有效的。止痛藥可分為二大類，一為純粹用來止痛的，我們可以叫「止痛藥」，如嗎啡。

另一類為消炎止痛藥,也被一般民眾稱為「止痛藥」,主要是消炎後止痛,而非直接止痛,這類藥又可分為二類,以下先介紹類固醇消炎止痛藥,再介紹非類固醇消炎止痛藥。

A. 美國仙丹:類固醇消炎止痛藥

類固醇有非常多的種類,其中有一類叫葡萄糖皮質類固醇(Gluco-corticoids)是和消炎止痛比較有關聯的。

葡萄糖皮質類固醇就是我們常聽到的美國仙丹,跟一般運動員所用來強壯肌肉的類固醇不同(代謝組合式類固醇),長期不當使用葡萄糖皮質類固醇會造成月亮臉、水牛肩的副作用。不過它最主要的好處是它可以抑制發炎的反應,降低免疫系統對自身細胞的攻擊,因此對於類風濕性關節炎的治療,器官移植抗排斥的治療上相當有用。

當體內有發炎的狀況時,白血球就會集中於發炎的部位,處理發炎狀況,但是除了白血球集中外,還會有很多其他的發炎細胞也會往這裡集中,結果會造成身體的疼痛惡化。就像是當火警發生時,有消防隊員、消防車、警察會趕到火警現場,甚至還會有路人圍觀。葡萄糖皮質類固醇最主要的功用,就是可以降低許多發炎物質的釋放,避免問題擴大。

葡萄糖皮質類固醇也常常被用在治療氣喘及自體免疫系統的疾病。當氣喘的患者遇上過敏物質時,氣管就會收縮、變小,空氣不容易進來,就是氣喘發作。如果又再加

上分泌發炎物質使情況惡化，就很容易會引起呼吸困難甚至窒息。所以，此時噴類固醇是希望發炎物質不要釋放，造成額外的傷害，降低發炎的反應。另外，氣喘噴劑中除使用葡萄糖皮脂類固醇外，還可以使用氣管擴張劑，讓氣管放鬆、變寬，進而舒解氣喘的狀況。

自體免疫系統的疾病，像是類風濕性關節炎，主要是因為自體免疫系統太過活躍，沒有打敵人反而是打自己人，引發身體的關節痛。使用葡萄糖皮質類固醇主要是能壓制免疫系統的活性，減少自己人挨打。

由於葡萄糖皮質類固醇能阻止很多發炎物質釋放，或是阻止細胞放出造成痛覺的激素，所以痛感也會降低；不過，痛覺神經並沒有被阻斷，因此與阻斷痛覺神經的止痛藥不同（如嗎啡），類固醇只是阻止造成痛的物質不要產生（消炎），所以葡萄糖皮質類固醇也會有止痛的效果。

研究調查了 99 位做過小面關節注射的病患，發現疼痛完全不見的佔了 17%，改善超過 70% 可返回工作的也有 25%，只有 34% 沒有進步，由此可知類固醇的妙用。

不過，不是所有的痛點、肌腱發炎或關節問題都可以作類固醇注射，例如阿基里斯肌腱（就是後腳跟部的跟腱）、上臂的頭肌腱等，以及如關節腔感染、關節受損嚴重，或對類固醇過敏等，皆不適宜。

許多人也會擔心長期使用類固醇會有嚴重的副作用，其實一般在醫療上使用的劑量通常都很低，短期服用 2 個星

期內是沒問題的，但是如果是服用4星期以上，就要注意，需要定期到醫院檢查，跟醫師詢問可能的影響。

很多人覺得類固醇用多了會傷身，其實類固醇只要是在醫師的指示下使用，是非常安全的。一般比較危險的是，自行購買含類固醇的藥物服用，或是在不知情的狀況下服用含類固醇的藥物，像是一些違法添加含類固醇的中藥等等。因此，類固醇只要是在醫師的指示下服用，就是一種安全的藥物，請大家放心。

B.非類固醇消炎止痛藥

(a) 外用藥膏 Capsaicin：

Capsaicin 是紅辣椒（Red papper）的活性成分，具選擇性作用於無髓鞘 C-纖維（c-fiber）及薄髓鞘 Aδ-纖維（Aδ- fiber）的週邊初級感覺神經元。對 Capsaicin 敏感的神經纖維是對機械性、溫度，及化學品刺激有反應的多樣性傷害神經，亦可稱為傷害性神經元，其神經細胞本體是位在脊髓後根神經節。

當傷害性神經元（Nociceptive neurons），亦即初級感覺神經元，對 Capsaicin 產生作用時，其細胞膜會被極化，呈現膜離子滲透性增加，鈣離子及鈉離子經由 Capsaicin 所活化的膜離子通道（Membrane ion channel）進入，且蓄積於神經細胞內。隨後鈣離子在細胞內引發一系列生化反應，為 Capsaicin 止痛消炎的關鍵機轉。有以下兩種情形——

• 風濕性關節炎症痛：Deal 等人以 Zostrix（0.025%

Capsaicin cream）塗抹於31位患有膝關節性風濕性關節炎症痛患者，四週後疼痛改善及關節消腫。Weisman等人亦報告用0.075% Capsaicin cream應用於同類患者，6週後膝關節滑膜液內的炎症反應物substance P減少。

- 股關節炎症痛的應用研究：Deal等人以0.025% Capsaicin cream及Mc Carthy等人以0.075% Capsaicin cream，治療股關節炎症痛，以雙盲法研究，疼痛改善效果良好。

目前健保局針對此非類固醇抗發炎外用藥膏給付規定：外用非類固醇抗發炎軟膏，限不適合口服非類固醇抗發炎製劑之軟組織風濕症或關節炎病患使用，每月至多以處方一支（每支最大包裝量不得大於400gm）為限。一般來說，外用藥膏的副作用較小。

(b) 口服藥的效果

2004年9月30日製造專一性COX-2抑制劑Vioxx（偉克適）止痛藥的莫克藥廠宣佈停產，且回收市面上所有的Vioxx。

偉克適是一種口服的非類固醇類消炎止痛藥。醫界原本以為創造出一種不傷腸胃的止痛藥，但卻發現可能會導致心血管方面的副作用而停產，這也表示目前沒有完全不傷腸胃的止痛藥。

因此，屬於同類型的止痛藥息樂寶（Celebrex），輝瑞藥廠出品，也由紐西蘭威靈頓市的醫學研究所教授 Richard Beasley 發表了一篇重要研究論文在《Journal of the Royal Society of Medicine》（2006 年 3 月），說明其在研究 13,000 位患者之後，發現服用息樂寶的患者會增加 2.26 倍的心臟突發疾病（Heart attack）的風險，與原本偉克適的 2.24 倍不相上下。

因此，提醒所有患者及醫界注意，不要沒了偉克適，卻太相信息樂寶，而增加心臟病突發的機會。這對需要時常服用止痛藥的患者而言，是相當可惜的事。

不過目前仍有所謂「COX-2 抑制劑」的產品存在，但這些產品並非專一性的「COX- 2 抑制劑」，只是對 COX-1 的抑制作用比一般的止痛藥少一點，因此對胃腸道的副作用也會少一點而已（如 Meloxicam 及 Nimesulide ……等）。

一般非類固醇類止痛藥（NSAID）的作用是會同時抑制 COX-1 和 COX-2，當 COX-2 被抑制時，會使發炎物質（PGI2）減少而產生消炎止痛的作用，但會促使血小板的凝集，容易造成血管阻塞；而當 COX-1 被抑制時，則會破壞腸胃道黏膜的完整性，因而導致傷胃的副作用，且同時會抑制血小板的凝集，而較不易發生急性心臟疾病（Heart attack），也就是如中風及心肌梗塞等。

近年來，西方藥廠努力研發只作用於 COX-2 而不作用於 COX-1 的消炎止痛劑，稱專一性的 COX-2 抑制劑，期望只有消炎止痛的治療作用，而避免傷胃的副作用，誰曉得

卻提高了心血管疾病的風險，被迫退出市場，令人遺憾。

(c) 單純止痛藥的效果

疼痛治療使用的單純止痛藥（並非上述的消炎止痛藥），有中樞性止痛藥、末梢性止痛藥及輔助性藥物等。

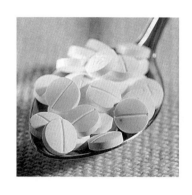

其中，類鴉片藥物用於止痛的效果相當好（如嗎啡等），在急性疼痛方面有大於90%的成功率；癌症疼痛則有70~90%的成功率；非癌性慢性疼痛成功率約有40~50%。

除了類鴉片藥物，疼痛的輔助藥還有抗癲癇藥、抗鬱劑、類固醇、肌肉鬆弛劑、抗心率不整藥、K他命等。此外，使用安慰劑效應，也約有1/3的人有效用。

2005年8月在世界知名期刊《Journal of Neuroscience》發表了一篇很有趣的文章，題目是〈Thinking the pain away？〉，意思是說，預期痛苦會減輕，它就真的會減輕。而且經由研究證實，腦部會分泌天然的麻醉類止痛物質—安多酚。

這篇論文是由密西根大學醫學院副教授蘇維塔（Dr.Jon-kar Zubieta）所發表。

在這項研究中，14位年紀20~30歲的健康男性同意讓研究人員在他們的下顎肌肉注入鹽水，使他們感到疼痛。之後，研究人員給他們止痛藥（其實是假的），然後同時詢問痛苦等級（分五級）以及進行腦部正子斷層掃描（PET），結

果，他們竟然覺得不痛了；同時，這些男性的腦部也釋放出了天然腦部物質叫安多酚（Endorphins）。此一發現直接證明，安慰劑對止痛是有效果的。

醫學小常識

怎麼有效改善疼痛？

目前常見的非藥物性疼痛治療包括通電治療（TENS）、針灸、復健（冷、熱、水、按摩、有氧運動、溫泉等療法）、心理放鬆（深呼吸等方式）、光線刺激，音樂療法，及其他各種自然療法等。

＊雷射治療

雷射用於慢性疼痛能夠降低疼痛的有效率相當高。日本的治療統計，類風濕關節炎有效率達90%、運動傷害達70%、骨質疏鬆症及退化性關節炎約在67~75%。

＊光線療法

以光線照射患部的治療，具有緩解疼痛、改善血行（消腫、消炎）、改善神經麻痺、促進創傷治療、促進生理活性物質的產生。光線療法以光線照射不痛不癢，無副作用，而且效果比物理治療好，病患滿意度相當高。

＊維持良好生活習慣

* 請常常仰天大笑、放鬆心情。
* 隨時做冥想，觀照自己的內心。
* 多做運動，保持身體的靈活度。
* 抽菸對於疼痛是百害無一益，尼古丁會造成血液循環惡化、降低抗鬱劑血中濃度，並升高疼痛指數。

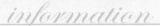

information

5 狂牛症與美國牛肉

　　美國國家衛生研究院科學家於近期發表聲明，宣告他們找到了變異普力昂蛋白質如何殺死腦細胞，導致瘋牛病、羊搔症和人類庫賈氏症等海綿狀腦病的重要線索。

　　研究發現，變異普力昂蛋白質必須利用一種脂肪狀物質先固著在大腦細胞的細胞膜上，才能不斷堆積並逐漸殺死腦細胞，並在大腦留下海綿狀空洞。也就是說，如果有藥物能將這類脂肪狀物質遮蔽起來，或令其喪失附著在腦細胞的能力，就能預防狂牛症。

　　折疊成不正常形狀的普力昂蛋白質被稱為變異普力昂蛋白（Prion）。單個蛋白質的變異過程會誘發其他蛋白質也發生不正常折疊，導致變異普力昂蛋白的數量增加。當大腦中變異普力昂蛋白質的數量積累到一定程度，就會對大腦造成損害。

　　在研究中，美國科學家為 128 隻實驗鼠做基因手術，使變異普力昂蛋白失去固著在腦細胞膜上脂肪狀物質的能力，然後為這些轉基因鼠和 70 隻正常鼠同時注射能引發羊搔症的變異普力昂蛋白質。科學家發現，所有正常鼠迅速出現了羊搔症的症狀，而轉基因鼠則完全沒有。

　　科學家們觀察了轉基因鼠長達 600 天，遠遠超過羊搔症發病所需要的時間。顯微鏡檢查還顯示，這些轉基因鼠的

大腦細胞雖然出現了變異普力昂蛋白質的作用痕跡，但細胞並沒有死亡。

科學家們將進一步跟蹤其中某些轉基因鼠的情況，觀察變異普力昂蛋白是否對其大腦造成了如記憶缺失等其他形式的損害。

1 引發狂牛症的病因

變異的普力昂蛋白質被認為是造成致命性牛腦海綿狀病變（狂牛症）的原因。

A.普力昂蛋白質的定義

普力昂蛋白質是一種體內本來就有的蛋白質，當產生變異後，變成具有傳染性的粒子（Proteinaceous infectious particles），可以使得原本正常的蛋白質也產生變異。

普力昂蛋白質是一種經常表現在神經細胞的醣蛋白質（Glycoprotein），具有導致疾病的同分異構物，亦即變型或折疊型。最終導致所謂的海綿樣腦部病變。

B.普力昂蛋白質導致的疾病有哪些？

經由變異的普力昂蛋白質導致的疾病多發生在哺乳類動物身上，包括：

- 羊搔症（Scrapie），發生在羊身上。
- 狂牛症（Bovine Spongiform Encephalopathy），發生在牛身上。
- 貂腦症（Mink and feline encephalopathy），發生在貂身上。

- 賈庫氏症（Creutzfeldt-Jakob disease），發生在人類身上。
- 庫魯症（Kuru），發生在人類身上。

2 什麼是狂牛症？

狂牛症最早是在 1986 年英國發現的，當時曾造成十幾萬頭牛隻死亡。經過多年的研究認為，當時的狂牛症可能是飼主以死於羊搔症的羊隻作成的飼料，餵食牛隻所造成的結果。

狂牛症的學名是 Bovine Spongiform Encephalopathy（BSE），意思是「牛的海綿狀腦病變」。

狂牛症的潛伏期很長，可能長達好幾年，但是一旦發病，牛隻便會在幾個星期內死亡。牛隻在發病初期會呈易

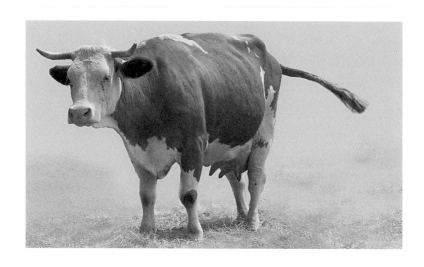

發怒、煩燥不安及會有搔癢磨牆壁，或是一直不斷地舐鼻等行為，再者會對聲音和觸覺的反應十分強烈，而常有受驚嚇的反應，並且對周圍環境十分敏感。

慢慢地，牛隻會變得行動困難、虛弱、然後死亡。這種病症多發生在二歲以上的成牛，牛隻一旦發病必定死亡。同時牛隻的舉動十分笨重，分泌的乳量降低和顯著的虛弱等多種神經不正常症狀，狂牛病（Mad Cow）的俗稱因此而來。

病死牛隻經解剖發現，在牛腦部灰質有如同海綿空隙般空泡樣病變產生，並且大腦有萎縮的現象，顯示大量的神經細胞已經死亡，故稱「海綿狀腦病變」。

3 可不可以吃美國牛肉？

2003 年底，美國牛隻爆發第一例狂牛症以來，超過 40 個國家宣佈禁止進口美國牛肉。亞洲部分包括台灣、日本、南韓等國皆宣佈禁止美國牛肉進口。價值數十億美元的美國牛肉出口受阻，也使美國食品供應的安全性受到質疑。

從 2003 年底起至 2006 年 4 月止，我國總共二次開放、二次禁止，在國內亦造成廣泛的注意與辯論，詳細事件時間流程詳見「表 2」。先不管政府開不開放，每個人都有權決定吃不吃，因此到底美國牛肉可不可以吃呢？

根據 1998 年出版的《Mad Cowboy》一書作者霍華・李

表 2 ：中華民國二度禁止、二次開放美國牛肉進口時間表

日期	事件
2003.12.24	美國華盛頓州傳出第一起乳牛感染狂牛症
2003.12.31	台灣第一次禁止美國牛肉進口來台
2004.03.29	美國農業部向我方提出解禁申請
2004.10.20	衛生署專家委員會，建議可「有條件」開放美國牛肉進口
2004.11.14	衛生署派專家至美國實地考察牛之管控措施及新屠宰規定
2005.03.24	衛生署公告 4.16 有條件開放進口
2005.06.11	美國傳出第二起狂牛症疑似個案，美方隨即將檢體送英國實驗室檢驗
2005.06.25	美國農業部證實，出現第二起狂牛症個案，台灣宣佈 6 月 25 日起第二次禁止美國牛肉進口，但已進口的無須下架。 2005.12.15 日本宣佈重新開放美國牛肉有條件進口
2006.01.20	日本於成田國際機場，發現美國冷藏牛肉含有美日雙方協定禁止進口的牛脊椎骨，立即宣佈禁止進口
2006.01.25	在日本事件尚未合理解決之前，衛生署宣佈再度開放，同意「有條件」開放美國牛肉引起舉國譁然
2006.03.15	美國阿拉巴馬州證實第三例狂牛病例，國內要求第三度禁止美國牛肉聲浪再起，甚至引發該不該吃美國牛肉之大論戰

曼所說，他在美國經營牛隻畜牧業長達 20 年，特別提出警告，美國雖然只有三例確定的狂牛病例（已經很嚇人了），但是每年都有數十萬頭牛死於一種神秘疾病——唐納牛隻症候群，這些死去的牛大都被磨成粉末，然後再餵給其他牛。

如果美國政府能夠針對大量的唐納牛腦部進行切片的話，將更能窺出全貌，但是美國及英國政府卻不急著揭開這個事實。所以，建議暫時不吃還是比較保險的。

4 什麼是庫賈氏症？

庫賈氏症可以說是人類的狂牛症。根據文獻記載，人類早有此病，稱做庫魯症（Kuru），發生於 1957 年新幾內亞的 Fore 部落（有食人習俗的部落）。

疾病的發生是經由土著們食用去世親友的腦部開始傳染的，最後是因禁止這種風俗才阻止這種疾病蔓延。此一致病原因是經過近十年才被理出頭緒。

海綿腦病變可發生在多種哺乳類動物身上，除了牛（狂牛症）之外，其他如羊（羊搔症）、鹿、水貂（傳染性貂腦症）等皆可發現。

庫賈氏症是罕見的神經退化性傳染疾病。可分為兩類：一是傳統型的庫賈氏症，一是新變型庫賈氏症。傳統型的庫賈氏症與狂牛症無關，是人自行產生的疾病。新變型庫賈氏症則與食用狂牛症病牛製品有關。

傳統型庫賈氏症早在 1920 年即已發現，但直到 1983

年，才發現是變異普力昂蛋白質所引起的。不論傳統型或新變型的腦部病理變化均類似，但在臨床上的表現並不相同。

傳統型庫賈氏症多發生於中老人（50~75歲），一般的庫賈氏病約90%大都是屬於散發性的。典型的臨床症狀包括快速進行性早衰老性癡呆症、肌陣攣病，以及進行性運動官能障礙等症狀。目前尚無有效之治療方法，其平均存活期間少於1年（大多數在2~6個月之間）。而新變型庫賈氏症則發生於年輕人較多（平均年齡29歲）。

庫賈氏症的感染力並不是很強。但是患者的大腦，內臟、血液等均具有傳染力，而且潛伏期很長，甚至可達數十年。台灣每年新增加的庫賈氏病患與西方國家相同，約每一百萬人口即有一位。

目前被確認的傳統型庫賈氏症流行病型有三種：

A.散發性 CJD（Sporadic）

一般的庫賈氏病約90%都是屬於散發性的，也是最常見病型，還不知道感染源為何。典型的臨床症狀包括快速衰老、癡呆症、肌陣攣病，以及進行性運動官能障礙等症狀。目前尚無有效之治療方法。

B.家族性 CJD（Inherited）

家族性病型，約占庫賈氏症總數之5~10%，係由於在第20對染色體的 PrP gene 突變所導致。其中在第129密碼

中的多型性變異已被證實與人體之 prion 疾病有關。

C.感染性 / 醫源性 CJD（Infectious）

只有不到 1% 的庫賈氏症是屬於醫源感染性型。然而是否與食物直接攝入有關則尚未被確認。經由輸入鮮血或血液製品也可能是庫賈氏症的傳染途徑。

5 新變型庫賈氏症

新變型庫賈氏症（nvCJD）最早發現於 1996 年的英國。根據最新的研究顯示，一個缺乏與免疫相關基因的人感染變異型庫賈氏症的機會，是一般人的三倍。

所謂新變型庫賈式症，被認為是由於吃到，或接觸狂牛症的牛隻體內致病型的變異普力昂蛋白質而產生的。患者平均年齡 29 歲（16~48 歲）。

患者在剛開始時會出現一些精神方面的症狀，如憂鬱、焦慮、妄想及幻覺等。接著，還會出現走路不穩、行動困難，以及一些無法自主的肢體動作，最終導致智力衰退，精神障礙等癡呆症狀，多數患者在發病後一年內死亡。

截至 2005 年 3 月為止，全世界共有 167 個確認的新變型庫賈氏症個案，其中大部分來自英國。英國微生物學家理查‧拉席（Richard Lasey）預測，到 2015 年，英國每年會有 20 萬人死於這種疾病。

6 狂牛症發生的處理與治療

由於現今仍未有快速、簡單、精確的方法可以檢驗出牛隻是否患有牛海綿狀腦病，必須由發病牛隻經解剖診斷，以及進行腦部組織切片檢查後，始能證實是否患有牛海綿狀腦病，故對牛海綿狀腦病的監控，仍以疫情調查和快速的病理診斷為監控方法。

目前我國未發現任何牛海綿狀腦病的病例，但對於海外惡性傳染病的防疫仍加強監控中。

目前狂牛症所導致的神經細胞死亡，並無藥物治療，但已發現有二種藥物：抗瘧疾用藥 Quinacrine 及抗憂鬱藥物 Chlorpromazine Chlorpromazine，可以將變異的普力昂蛋白質翻轉成為正常的蛋白質，如此便可以減輕患者的症狀，或阻止惡化，如果再搭配上新的診斷技術，提早在發病前就發現變異型的普力昂蛋白質，那麼使用此二種藥物就可以達到預防疾病的發生。這兩種藥物為。

6 吃水果比喝牛奶更壯骨

美國《臨床營養期刊》（American Journal of Clinical Nutrition，2005 年 5 月）曾經刊登一項研究結果，在同樣的體重和運動量條件下，大量吃水果的女孩具有強壯的骨骼，而喝牛奶的多少對骨骼的密度影響比不上水果的。

這令很多消費者感到不解的是：水果中鈣含量很少，為什麼卻會有壯骨的作用呢？營養學專家的解釋如下：

我們每日攝入的食物中，有的可以讓血液偏酸，稱為「酸性食物」；有的卻能讓血液偏鹼，稱為「鹼性食物」。這兩類食物只有保持恰當的平衡，才有利於人體內環境的穩定。

膳食中的魚、肉、蛋、海鮮類和精製米麵都是屬於酸性食品；蔬菜、水果、海藻等屬於成鹼性食品；牛奶、豆類和粗糧則具有微弱的鹼性。

如果食入鹼性食品分量不足，酸性食物過多，超過人體緩衝能力，為了維持正常代謝，就不得不動用骨骼中的鈣來中和酸性物質，這樣一來，就會造成鈣的大量流失，降低骨質密度，長期會導致骨質疏鬆。

水果是鹼性食品，多吃水果可以幫助人體維持骨骼的強度，最新研究結果正好證明這個理論。

西方人普遍大量食用乳製品，不僅喝牛奶，還吃奶

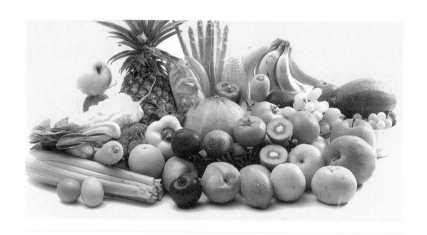

酪、酸奶、霜淇淋，還有加了奶粉、牛奶、奶酪的各種麵包、點心甜食等，但是他們骨質密度並不高，其主要問題是鈣的吸收率、利用率不高，鈣流失較多，而不是鈣攝入量不足。

對西方人來說，喝牛奶多一點或少一點，並不能造成骨質密度的很大差別。差別的是，由於西方人吃蔬菜較少，不善於烹調綠葉蔬菜，也很少吃豆類、藻類和蘑菇。如果多吃水果，就能減少鈣流失，因此更加壯骨。

反之，由於中國人每天吃很多青菜，還愛吃藻類和菇類，這些都是良好的鹼性食品。對中國人來說，只要吃夠了蔬菜、藻類和粗糧、豆類，水果吃多吃少，就可能不那麼重要了。但如果每天光吃水果，而不吃其他食物，膳食中的鈣攝入嚴重不足，不僅不能提高骨骼強度，反而會降低骨質密度。

　　現今很多減肥女性正是因為盲目地全部以水果代餐，導致骨質疏鬆的後果。所以需要特別提醒的是：均衡的飲食才是最重要的。

　　東方人種和西方人種由於飲食習慣的不同，所以東方人喝牛奶會比吃水果重要些，這也正是突顯出不同族群差異之處。

　　另外，一些最新研究證實，綠葉蔬菜中富含骨質形成所必需的維生素 K，多吃綠葉菜不僅能減少鈣流失，還能提高骨骼強度，降低骨折率，而這些都是水果所不能帶來的好處。

1 什麼是骨質疏鬆症？

　　骨質疏鬆症是一種骨骼疾病，會使骨骼逐漸變得脆弱，最後很容易發生骨折，併發其他疾患如心臟病、肺炎而死亡。

　　人體的骨骼會隨著我們的發育而變得愈來愈強韌，通常在18~20歲時骨質強度會達到最高峰。但是之後骨骼就會開始隨著歲月的增加，而漸漸變得單薄、脆弱。

　　骨質疏鬆症患者最容易發生骨折的部位是髖部、手臂（通常在腕部上方），以及脊椎。發生在脊椎部位的骨折，稱為脊椎骨折。脊椎骨折的患者身高會變矮，背部會嚴重彎曲，造成駝背。

　　根據統計，美國50歲以上民眾約有4,400萬人患有骨

質疏鬆症。

國內每年因骨質疏鬆症造成的骨折高達 13 萬人次，其中有 3,000~5,000 人因股骨骨折引起併發症而死亡。

美國醫學會指出，老人股骨骨折後，大約有 5~20% 的患者在一年內死亡，50% 以上的人會造成行動不便，需要終身依賴別人照顧，這項數據相當令人震撼與憂心。另外，骨質疏鬆症也是個隱形殺手，通常不會產生任何疼痛，只有發生骨折時才驚覺到，卻為時已晚。

2 骨質疏鬆症的症狀

骨質疏鬆症通常是無聲無息地進行，骨質日夜不斷地流失，等到突發性的骨折，引起行動不便或劇烈疼痛後，才驚覺求醫，但是到了這個時期，都已經太遲了。主要有以下症狀：

- 駝背萎縮：由於脊椎骨質流失引起骨折，造成行動不便，有的因為脊椎極度彎曲，甚至還會引起呼吸困難。
- 容易骨折：骨骼變得十分脆弱，彎個腰或輕微的滑倒都會引起骨折。
- 腸胃不適：可能因為脊椎前屈及壓破性骨折，導致胸腹部器官受壓而引起。
- 腰痠背痛：約有 50% 的脊椎壓迫性骨折患者深為背痛所苦。

3 哪些人是高危險群？

　　骨質會隨著年紀變大而漸流失，因此老人得到骨質疏鬆症的可能性也比較高。除了老人之外，還有哪些人容易得到此病？

- 女性荷爾蒙缺乏者：過早停經、停經後婦女，或手術切除卵巢者。
- 曾發生老人股骨、頸骨折及萎縮。
- 體型瘦小。
- 運動不足或過量：長期臥床、石膏固定或長跑選手。
- 營養習慣不佳：缺乏鈣質，蛋白質過少或過多。
- 習慣抽菸、喝酒、飲用過量的咖啡者。
- 未曾生育過或生育過多的婦女。
- 有特殊疾病者：如肝功能不全、甲狀腺功能亢進、骨髓腫瘤、胃切除者。
- 使用藥物者：超量使用甲狀腺素、肝蛋白（防止血管凝固）、抗癲癇藥物，或長期使用腎上腺皮質素及治療胃潰瘍的制酸劑、抗痙攣藥、類固醇、甲狀腺劑、利尿劑，以及癌症患者接受化學治療等，均會影響鈣吸收與代謝，造成骨質疏鬆症。

4 骨質疏鬆症的診斷與治療

　　骨質疏鬆症通常是經過多年的累積，使骨骼變得愈來

愈單薄、愈來愈脆弱。必須在骨骼還沒有遭到嚴重破壞，以及骨折發生前，確認患者是否患有骨質疏鬆症。若有，必須趕緊進行治療，使病情不再繼續惡化。

較為普遍的檢查有以下數種：

- 超音波檢查。
- 一般 X 光檢查。
- 單光子骨質密度。
- 雙光子骨質密度。
- 雙能量式 X 光骨質密度檢查。
- 定量式電腦斷層掃描。

常見的藥物有鈣製劑、抑鈣素（Calcitonin）、雌性素（Estrogen）、維生素 D（能在小腸部分促進對鈣質的吸收）、二磷酸酐類藥物（Bisphonate，能夠抑制蝕骨細胞的成熟，有抗蝕骨之作用），以及氟化物（具刺激造骨細胞，可促進骨骼之造骨作用）。

5 類固醇引起骨質疏鬆症？

類固醇常被用於治療各種自體免疫疾病，也常是此類疾病的救命仙丹，但類固醇的使用不當也常造成免疫能力降低、白內障、高血壓、骨頭壞死、及骨質疏鬆症等諸多的後遺症。

一般而言，停經婦女的骨質密度會降低，骨折的危險性增加 2 倍，但對未遵醫囑或違法使用類固醇者而言，同樣程度的骨密度減低，卻可能造成危險性增加 2~6 倍。

而類固醇造成的骨質流失在使用的第一年內為最快，其後骨質的流失仍比正常人來得高。

6 類固醇如何造成骨鬆症？

骨頭是一種活的組織，新陳代謝有賴於骨中的造骨及蝕骨細胞等兩種重要的細胞；造骨細胞會製造新的骨頭，蝕骨細胞則破壞及吸收舊的骨頭。

研究顯示，類固醇的作用會抑制造骨細胞的活性及促進蝕骨細胞的活性，結果就是造成骨質的流失。

但是，在醫師的正確指示下使用，患者是完全不需要擔心這類的負面效果。要擔心的是，自行購買成藥或加了類固醇的中藥，未經醫師處方，連吃好幾年，那才會產生嚴重的後遺症。

7 年長者補鈣難防骨折

英國蘇格蘭阿伯丁大學（University of Aberdeen）的格蘭特教授於英國醫學雜誌《Lancet》（2005 年 4 月）發表文章說明，給 70 歲以上骨質脆弱的長者補充鈣質及維生素 D 的飲食補充劑，無法預防骨折。

缺乏維生素 D，往往被視為患骨質疏鬆症長者出現骨折的一個原因，而維生素與鈣質也往往被當作防範的處方藥物。格蘭特教授領導的研究小組卻發現，這套理論必須修正。

　　研究小組研究了 5,300 名 70 歲以上的長者，他們過去都出現和骨質疏鬆症有關的骨折狀況，並有進一步骨折的風險。受研究者 85% 是女性。受研究者分成四組，分別是：

- 只服用維生素 D（800IU）。
- 只服用鈣質（1000mg）。
- 同時服用維生素（800IU）與鈣質（1000mg）。
- 只服用安慰劑。

　　當調查進行了兩年時，只有約 55% 的受訪者仍繼續服用的丸劑。有超過 36% 受訪者的放棄了藥片，因為服用這些藥片令他們的消化系統出現問題，甚至約有 9% 受訪者已經死亡。

　　在進行調查的五年間，有 30% 的受訪者都有骨折新症，其中約 1/4 髖部斷裂。但不管他們服用一種補充物、兩種補充物，或兩種都不服用，結果都沒有不同。

　　因此我們得到一個重要結論，那就是年輕時補鈣才有用，70 歲以上老人再補充鈣質，是毫無助益的。在此呼籲，大家要從年輕時，就提早儲存骨本，到老了才吃鈣片，就為時已晚，於事無補了。

8 食物中添加鈣與維生素 D

《美國臨床營養期刊》（The American Journal of Clinical Nutrition ，2004 年 8 月），於近期刊登美國羅特格斯大學的 Harold Newmark 教授和同事，對美國食品藥物管理局（FDA）提出建議，政府若是要求食物在製造的時候添加鈣與維生素 D ，可能減少 20% 因結腸癌死亡，或是骨質疏鬆症引起的骨折。因為所有年輕的國民都會因此有足夠的每天鈣攝取量，不會到老年時，補鈣無效了。

Newmark 教授認為這樣的做法，每年能夠拯救 11,000 個人的性命，並能省下 30 億美元的健康照顧花費。

科學家們用了數十年的時間，確定了鈣質確實有助降低疾病的發生，如骨質疏鬆症與結腸癌，不過這些好處並未反應在國家法規的制定上。 Newmark 教授表示，未來他會繼續爭取國家立法，在食物中添加維生素 D 及鈣質。

美國目前規定必須在某些穀類衍伸食品添加指定的維生素與礦物質，如維生素 B_1、 B_2、 B_5，然而鈣質與維生素 D 卻僅被列為選擇性添加而非強制性添加的營養素，因而常被食品製造業者忽略。

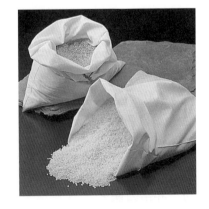

Newmark 教授更提出數據（如下圖）顯示美國人各

年齡層，不論男女，均有鈣攝取量不足的現象，因此強制
添加更顯得重要且迫切。

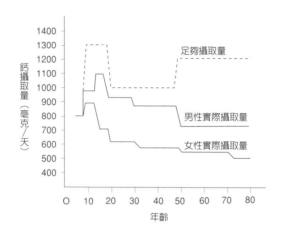

由於台灣每年自美國進口大量的麵粉，而美國販售的
麵粉已被要求強制添加 B_1、B_2 及 B_5。因此，筆者公開要求
我國也應立法強制添加，才不會淪為世界二等公民。當
然，如果更嚴格要求添加維生素 D 及鈣，那就更完美了。

9 治療骨質疏鬆症新藥 Boniva 核准上市

2005 年葛蘭素史克和羅氏兩大藥廠聯合推出的治療女
性骨質疏鬆症的新藥 Boniva，獲得美國食品藥物管理局
（FDA）批准上市。

這是第一種只需每月服用一次的骨質疏鬆症治療藥
物，非常方便。

　　該藥為伊拜磷酸鹽類藥物。藥品為片劑，每片 150 毫克，主要藉由抑制蝕骨細胞的活性，達到治療和預防女性停經後常見的骨質疏鬆症。

　　負責新藥臨床試驗的羅納德醫師介紹，目前治療骨質疏鬆症的藥物需要每周服用一次，而這種新藥每月只須口服一次，一年只需服用 12 片，大大方便了患者治療。兩大藥廠預計 Boniva 下月即可在美國上市，患者需憑醫師開具的處方才能購買。

　　據估計，台灣地區 65 歲以上人口，每 9 個人就有 1 個罹患骨質疏鬆症，將來引進後，也可幫助國內患者。

10 如何預防骨質疏鬆症？

　　有以下幾個原則：

- 民眾若要服用任何藥物必須經過醫師的指示服用。
- 調整生活型態，如戒菸、戒酒、做適當的運動。
- 不得自行使用含類固醇的藥物，一切聽從醫囑。
- 已停經之婦女是否補充荷爾蒙由醫師及當事人共同討論後決定之。
- 固定維持充足的維生素及礦物質攝取。

　　下表為每人每日應攝取維生素及礦物質的種類及數量，供讀者參考：

美國每日維生素與礦物質建議攝取量表
(US Recommended Daily Allowance)

維生素	攝取量	單位
A	5000	IU
D	400	IU
E	30	IU
B₁	1.5	mg
B₂	1.7	mg
B₆	2	mg
B₁₂	6	mcg
nicotinamide 菸鹼素（B₅）	20	mg
biotin 生物素	300	mcg
folic acid 葉酸（B₁₁）	0.4	mg
calcium 鈣	1000	mg
magnesium 鎂	400	mg
iron 鐵	18	mg
copper 銅	2	mg
zinc 鋅	15	mg
iodine 碘	150	mg
phosphorus 磷	960	mg

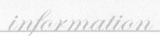

防骨鬆怎麼吃

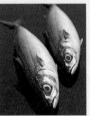

❶ 建議民眾每日適量攝取富含鈣質食物，如牛奶、奶製品、豆製品、杏仁、小魚乾，綠色的蔬菜等。

❷ 建議民眾可經由魚類、雞蛋、肝、牛奶等來攝取維生素D。

❸ 注意飲食之均衡：特別是鈣質與維生素D之攝取應充足。停經後婦女每日服用1~2片碳酸鈣（約為1000毫克），吃鈣片時間最好是餐前一小時，或飯後二小時，或睡前。

information

7 媽媽體內葉酸少，影響小寶貝

世界知名期刊《英國營養學雜誌》（British Journal of Nutrition，2005 年 8 月）一項最新報導：英國的新堡大學教授發現，孕婦血液葉酸含量高低和嬰兒出生體重高低有關。而嬰兒出生時的體重向來被視為襁褓時期和未來健康的重要指標之一。營養學家指出，懷孕婦女血液中葉酸含量不足，所生嬰兒體重不足的機率也將會增加。

新堡大學研究小組是在比對過近千位孕婦血液葉酸含量和他們所生嬰兒體重後發現，兩者確實存有關聯。在英國，平均有 7% 的嬰兒出生時，體重不及 2.4 公斤或 5.5 磅。如果讓這 7% 的嬰兒媽媽補充足夠的葉酸，亦即每天 400 微克，那麼這些體重過輕的嬰兒，其出生體重就可能轉變成正常，這也是世界上第一篇研究論文，將出生體重和維生素連上關係。

另外，這項研究在比對這些孕婦的生活型態後，也發現吸菸婦女血液葉酸的含量通常較低，所生嬰兒體重也較易偏低，原因則可能是吸菸影響細胞儲存及代謝葉酸的能力。

研究人員建議，婦女在受孕前及懷孕初期的頭幾個月間，如能多服用葉酸營養補充品，或食用綠色蔬菜、柑橘類水果、肝臟、乾果、添加葉酸的全穀麵包或食品，都有

助於提高血液葉酸量，除可以讓嬰兒體重正常外，並可防範新生兒出現神經管損害等病徵，包括無腦症及脊柱裂。

　　新堡大學臨床醫學院教授卡諾琳・雷頓表示，這項研究進一步證實，在麵包和穀類食物等日常食品添加葉酸，確實有幫助，各國政府應慎重考慮。

　　加拿大政府自 1998 年起，即已強制規定若干種類食品必須添加葉酸。加拿大 CBC 電視台也引據營養期刊對英國新堡大學所提出的研究報導。

　　而芬蘭學者的一項大型研究證實，葉酸攝入量多者，對於心臟病的發生率也會降低 50% 以上，因此，筆者曾在電台節目中建議，中華民國衛生署應考慮強制要求業者在澱粉或麵包中添加葉酸，以增進國人健康。

1 什麼是葉酸？

　　葉酸，又名維生素 B_{11}，其結構如下：

　　葉酸普遍存在於日常食物中，尤其是綠色蔬菜的葉子，因此稱為葉酸。葉酸基本功能是扮演碳的供應源。

葉酸在體內以輔酉每的形態，參與細胞在分裂時 DNA 的合成。因此，體內若缺乏葉酸，易造成巨母紅血球貧血、神經管缺陷及嗜中性白血球斷裂。除此之外，葉酸在體內的功能就是參與胺基酸代謝，若體內葉酸缺乏會產生高類胱胺酸血症（Homocystinemia）。體內的葉酸要發揮功能，必須要有維生素 B_{12} 共同發揮功能。

2 葉酸在哪裡？

葉酸是屬於維生素 B 群之中的一種水溶性維生素，由於是水溶性，因此無法儲存在體內，必須每天藉由飲食或是其他營養品補充。

日常生活中如：穀類（大麥、小麥、米糠、糙米）、豆類（蠶豆、扁豆）、肉類（牛豬雞肉、鮭魚）、奶類（牛奶、乳酪）、新鮮深綠色葉菜類（如菠菜、蘆筍、甘藍）、柑橘類水果（一杯新鮮的柳丁汁約含 100 微克的葉酸）、肝臟、內臟等，是葉酸豐富的來源。

葉酸的吸收容易受到藥物的影響，如：胃藥、阿斯匹靈、酒精與雌性素。而吸菸也會降低婦女血液葉酸含量。

3 葉酸缺乏的影響

葉酸缺乏症是一種很常見的營養缺乏症。腸胃疾病患者、癌症患者、貧血患者的葉酸需求量比一般人要高。有一些長期使用減肥飲食者，更容易導致葉酸缺乏。

A.容易引起的疾病

人體若缺乏葉酸，易造成生長遲緩、巨母紅血球貧血、神經管缺陷及嗜中性白血球斷裂，此外也會因為胺基酸代謝異常而產生高類胱胺酸血症。

高類胱胺酸血症如不及時診斷、治療，並做好飲食控制，將會影響智慧，並造成骨骼畸形、痙攣、眼球水晶體脫位，嚴重者會造成急性血管栓塞及壞死，導致死亡。體內類胱胺酸的濃度太高，也容易產生心臟血管疾病、腎臟衰竭、糖尿病、關節炎及神經失調情形。

另外，每天攝取400微克葉酸能夠抑制動脈硬化，因為它能減少導致動脈硬化惡化的類胱胺酸。對於膽固醇較高或血糖不穩定者來說，葉酸是最合適的維生素。另外，葉酸也具有預防大腸癌及阿茲海默症的效果。

芬蘭學者的一項大型研究證實，多吃葉酸少患心臟病；葉酸攝入量多者導致急性冠狀動脈的相對危險性，將降低50%以上。

另外，研究也發現，男性葉酸不足時，精子品質也會大受影響。

B.對孕婦的影響

孕婦在懷孕期間缺乏葉酸，母體會有貧血、倦怠、臉色蒼白、暈眩、情緒低落、皮膚呈灰褐色素沈澱、呼吸急促等症狀，同時也會導致胎盤自動剝落、自發性流產、早產、生產困難。

有一些先天性異常，例如唇顎裂或是先天性的尿道異常，也可能與孕婦攝取葉酸不足有關。

C.對胎兒的影響

孕婦若缺乏葉酸，則胎兒會出現容易夭折、體重過輕、生長遲滯、神經管缺陷、癲癇症或是巨母紅血球貧血等情形。缺乏葉酸也會導致唐氏症；根據統計，台灣每一百名新生兒當中，大約有一至二位有先天性異常的問題。

神經管缺陷（Neural tube defects）是一種非常嚴重的胎兒發育異常，懷孕初期若因某種原因使得神經管無法正常閉合，會造成腦部和脊髓發育的缺陷，如：脊椎裂、無腦、腦組織突出等疾病。受到影響的胎兒會產生腦損害、殘障、甚至死亡。在美國，每年大約有 2,500 名嬰兒罹患脊柱裂或無腦症。

《新英格蘭醫學期刊》的研究指出，婦女在準備懷孕或是懷孕初期，若能每天服用 400~800 微克的葉酸，則可有效的防止胎兒神經管缺陷的發生。

4 各國的葉酸補充政策

A.英國

英國食品標準局（Food Standards Agency）目前正延聘英國最頂尖的科學家，重新考慮在食品中強制添加葉酸的必要性，因為他們也擔心在添加葉酸後，會讓缺乏維生素 B_{12}

的人無法被儘速查覺出。

B.加拿大

加拿大政府自 1998 年起，已強制規定若干種類食品必須添加葉酸。

C.台灣

衛生署對於葉酸的建議攝取量是每天 200 微克，但是大部分的婦女連一半的建議攝取量都無法達到，所以營養專家為了預防胎兒發生神經管缺陷，建議一般正值生育年齡的女性每天要補充 400 微克的葉酸；在懷孕期間，葉酸的攝取量更要增加到 600 微克；而到哺乳期，婦女應補充 500 微克的葉酸為宜。

因為哺乳會消耗掉體內大量的葉酸，所以多胞胎孕婦或服用抗癲癇藥物的孕婦，更應該提高葉酸的攝取及補充。但僅止於建議，尚未強制規定常用食物中添加葉酸。

D.美國

美國藥物食品行政局（FDA）規定，必須在每 100 克的穀類及麵粉中添加 140 微克的葉酸，但這樣低的葉酸添加量，只能避免約 5~20% 缺乏葉酸所造成的神經管缺陷。

FDA 之所以不敢大量要求添加葉酸的原因在於，當每天攝取 1000 微克以上的葉酸時，本身並無害處，但可能無法及早發現維生素 B_{12} 缺乏而導致的惡性貧血症（Pernicious anemia），若無法及時發現此惡性貧血症給予治療的話，也會

導致神經系統的損害。

但是,特別提醒讀者,只要維生素 B_{12} 攝取充足,食品中添加葉酸絕對是利多於弊。

美國對於男性的葉酸每日建議攝取量是 200 微克,對一般女性是 180 微克;哺乳中的女性則為 260~280 微克,但是建議所有處於懷孕年齡階段的女性,每天應攝取至少 400 微克的葉酸,以防止神經管缺陷的發生。

醫學小常識

怎樣增加葉酸攝取?

❶做好飲食控制,多食用如穀類(大麥、小麥、米糠、糙米)、豆類(豌豆、扁豆)、肉類(牛豬雞肉、鮭魚)、奶類(牛奶、乳酪)、新鮮深綠色葉菜類(如菠菜、蘆筍、甘藍)、柑橘類水果、肝臟、內臟等。

❷不吸菸、不喝酒。

❸不要自行胡亂服用藥物,如:胃藥、阿斯匹靈等。

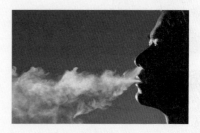

information

Part II

基礎醫學研究新成果

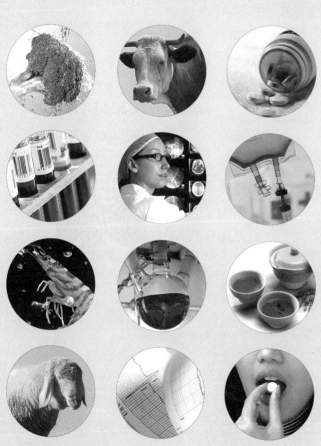

1 禽流感 H_5N_1 的剋星：克流感

1 美國醫學界的新發現

　　美國研究人員的研究顯示，瑞士羅氏公司生產的一種常規抗流感藥「克流感」，在動物實驗中顯示出抑制 H_5N_1 型禽流感的效力。感染禽流感的實驗鼠在服用克流感後，生存率明顯提高。

　　克流感於 1999 年由美國食品和藥物管理局批准上市，是一種神經胺酸酶抑制劑，其中有效成分為「磷酸奧司他韋」，是目前治療流感的最常用藥物之一。

　　研究人員說，近幾年 H_5N_1 型禽流感已在越南、泰國等導致多人死亡，表明病毒已遷移到人類身上並明顯增強了

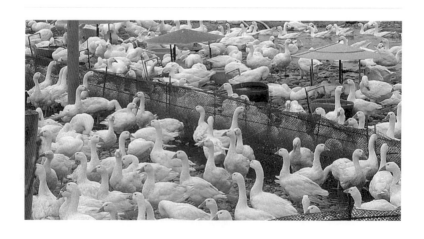

感染性。一旦H_5N_1型禽流感病毒引起人類流感暴發，克流感或許可以在特效藥或疫苗問世前應急使用。

美國田納西州聖祖德兒童研究醫院科學家，在新一期《傳染病雜誌》（The Journal of Infectious Diseases）網絡版上發表論文說，他們共對80隻感染H_5N_1型禽流感的實驗鼠進行了對比實驗，每20隻為一組，共分為四組，分別服用三種不同劑量（0.1、1、10 mg/kg/day）的克流感及安慰劑。

其中劑量最高的一組實驗鼠，服用的克流感按體重比例計算相當於人類治流感時的用藥量。他們還將每組其中一半（10隻）的服藥實驗鼠療程延長到8天，而另一半按人類服藥的推薦療程定為5天。

結果發現，20隻對照組實驗鼠全部死亡，接受5天療程治療的實驗鼠生存率也不高，哪怕服用最高劑量的藥物也有一半死亡。但是，接受8天療程服藥的實驗鼠生存率明顯提高了，其中服用最低劑量的10隻實驗鼠存活了1隻，服用中等劑量的存活6隻，而最高劑量用藥的實驗鼠有8隻存活下來。

主持這研究的伊琳娜·戈沃科娃博士（Elena A. Govorkova）表示，克流感顯然能夠抑制H_5N_1型禽流感病毒，但是5天的療程還不足以使病毒的數量降下來，只有在較長的療程內，大劑量使用抗病毒藥物才能顯示效果。她認為此研究提供了防治H_5N_1型禽流感病毒的基礎資訊，下一步，他們將在與人類更相似的動物（如猴子）身上進行實驗。

2 流感所造成的世紀危機

1997 年香港發生禽流感，導致 6 人死亡，香港政府立即壯士斷腕，銷毀了 150 萬隻活雞，總算暫時度過危機。接著 2003 年香港又發生病例，迄今世界各國包括香港、南韓、越南、日本、泰國、柬埔寨、中國大陸、印尼、寮國、俄羅斯、哈薩克、馬來西亞、荷蘭、土耳其、羅馬尼亞、希臘、克羅埃西亞等十餘個國家陸續爆發禽流感，約一億五千多萬隻禽鳥遭撲殺。

20 世紀有三次爆發流感大流行，分別是在 1918 年、1957 年和 1968 年。 1918 年的大流行就是由禽流感所引發，結果造成至少四千萬人死亡。

截至目前為止，全球已確定有 120 人以上感染，超過 60 人死亡，死亡率約 50%，相當的高。慶幸的是，目前台灣尚無任何病例發生。但在全球不斷的警訊之中，全民應謹慎因應面對可能發生的風險！

3 人流感和禽流感有何不同？

人流感和禽流感都是由不同亞型的流行性感冒病毒所引起的疾病。在家禽鳥類間流行的感冒，稱之為禽流感，其與人類流感病毒屬同一家族，極有可能在適應物種時發生變異而造成跨物種傳染，而變成人傳人的新型人流感。

如果一個人同時感染人流感及禽流感的話，那麼兩種

不同亞型的病毒產生基因交換重組後，就會使高毒性的禽流感病毒帶有容易黏上人類細胞的血凝素亞型，而爆發人傳人的大流行（稱之為新型人流感）。

4 流感病毒的生命歷程

禽流感病毒（Avian Influenza ； AI）一般有兩種型式，包括高病原性（Highly pathogenic），如H_5N_1；低病原性（Mildly pathogenic），如H_5N_2。

高原性禽流感的傳染性很強並且會致死，病毒的分離株也同樣具有高致病性，家禽在感染H_5N_1病毒之後，即使存活下來也具有傳染性。

流感病毒本身是無法自己製造另一個病毒的，它必須找到一個宿主細胞（Host cell），然後才能利用宿主的細胞工廠來製造成千上萬的下一代。而其在侵入宿主細胞的時候，必須先使用本身外緣的特殊蛋白質——紅血球凝集素（Hemagglutinin），簡稱血凝素（簡稱 H），血凝素如果能夠黏貼上宿主細胞，就能讓病毒有機會跑進宿主的細胞膜內，這叫做穿透作用；因此，有些流感病毒不能感染人類，就是因為病毒外緣的血凝素無法有效黏上人類的細胞膜，所以無法進行穿透作用而流浪死亡在外。

因此如果病毒的血凝素亞型（Subtype）可以黏上人類細胞，就可以傳染給人，但截至目前為止，H_5N_1病毒靠禽傳人的情形依舊很少（全世界約 100 多人），而且人傳人幾乎沒有

病例，所以目前禽流感病毒的血凝素亞型，黏貼上人類細胞的能力還不是很好，但黏上雞鴨細胞的能力則很強，所以在禽類間已大量流行。

不過，如果一個人同時感染人流感及禽流感的話，那麼兩種不同亞型的病毒產生基因交換重組後，就會使高毒性的禽流感病毒帶有容易黏上人類細胞的血凝素亞型，而爆發人傳人的大流行（新型人流感）。

目前所有流感病毒的血凝素亞型共有 16 種（H_1~H_{16}），而人類的流感主要與 H_1、H_2 和 H_3 有關。

5 感染禽流感的症狀

當流感病毒進入宿主細胞後，必須先脫下外衣（Uncoating），露出它的遺傳密碼（RNA），然後才能利用宿主細胞的工廠進行大量繁殖下一代（複製），等到所有的東西都複製好了以後，病毒就會進行組裝與包裝，變成完整的病毒顆粒，最後病毒顆粒必須從宿主細胞膜中釋出（Release），而病毒顆粒用來把宿主的細胞膜割破的東西，就叫做神經胺酸酶（簡稱 N），目前有 9 種亞型（N_1~N_9），而人流感病毒大多為 N_1 及 N_2。

如果有大量的病毒顆粒釋出，那麼宿主細胞的細胞膜就會有一大堆破洞，而最終面臨細胞死亡的命運，因此病毒是相當狡猾及殘酷的，剛開始感染人體細胞時，因為要利用細胞產生下一代，尚有利用價值，所以只是黏貼上

去，然後進入你的細胞膜，寄宿在細胞裡面，但不破壞你的細胞，相當狡猾。但當他利用完了你的細胞，製造好大量的病毒顆粒時，他們就會毫不留情的刺破你的細胞膜而跑出來，致細胞於死地，手段相當殘酷。

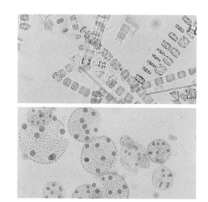

　　初期病徵與典型感冒症狀相似，初期包括發燒、頭痛、咳嗽、喉嚨痛、其他呼吸道症狀，肌肉痛、結膜炎、腹瀉，少數症狀引發腦炎；後期可能發展為高燒、肺炎、呼吸衰竭、多重器官衰竭及死亡。

6 新型人流感的剋星

A.抗流感的藥物

　　現在市場上對抗流感病毒的抗病毒藥物共有4種：

- 金剛胺（口服）。
- 金剛乙胺（口服）。
- 克流感（口服）。
- 瑞樂沙（吸入型）。

　　金剛胺和金剛乙胺兩種是老藥，他們主要作用是在阻止病毒脫下外衣的位置（Uncoating），而克流感（口服）及瑞樂

沙（吸入型）則是抑制成熟的病毒大量釋出，雖然作用位置不同，但結果都是抑制病毒的數量（而非殺死病毒），最後因為病毒量太少，而被免疫系統殲滅。

抗病毒藥物會有以下幾種功用：

- 減輕不適症狀（包括降低發燒天數）。
- 降低併發症的機率（氣管炎或肺炎）。
- 縮短病程（當然也會降低死亡率）。
- 降低感染給別人的機率（預防）。

B.抗流感的疫苗

匈牙利於 2005 年證實，經過人體試驗，已經研發成功對抗禽流感病毒疫苗，並確定百分之百有效。

這項由 Omninvest 公司採用最新科技研製成功的新疫苗，預定每劑售價 5 到 6 美元（約台幣 168 至 200 元），目前美、英、印尼、菲律賓等國已對這種新疫苗表示興趣。

7 流感疫苗真的有效嗎？

施打疫苗是預防流感最好的方法，不僅可預防流感，也可以降低同時感染禽流感病毒時，發生病毒基因重組產生變種的風險。

因此雖然目前並不知突變後的 H_5N_1 病毒造成新型人流感會是 H？N？，但至少目前僅有的幾種藥物，還是應由政府儲備，以防患未然。

8 目前禽流感的最新消息

截至 2006 年 6 月底止，除在歐洲及非洲仍發現零星的
禽流感病例外，令人欣慰的是曾經是人類罹患禽流感病例
最多的越南目前並沒有爆發任何疫情，泰國 2006 年也沒有
人類染病或是禽類病毒的案例。至於中國方面，雖然無法
得知明確的狀況，但大致也令人滿意。

雖然抑制病毒擴散的努力已有成效，但是由於緬甸、
印尼及鄰近國家仍有疫情，而且病毒已跨洲散播，世界衛
生組織（WHO）呼籲防疫工作仍不能掉以輕心。

參考書目：《全方位抗流感》，潘懷宗等著；2006，臺北市，文經社

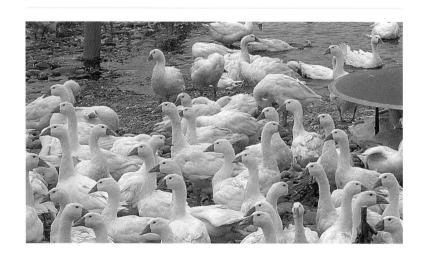

2 | 破解大腦記憶的奧秘

美國《波士頓環球報》於 2005 年 4 月 12 日科學版全面報導一項重大發現：世界上首次發現大腦記憶的編碼單元，為解讀大腦記憶編碼提供了一種新的可能途徑。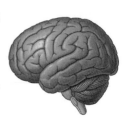

這一項發現是由中國華東師大腦功能基因組學研究所林龍年副教授和美國波士頓大學教授錢卓（Joe Z. Tsien；同時也被大陸聘為華東師範大學腦功能基因組學重點實驗室主任）所攜手研究發現的。

國際神經科學著名學者湯姆・休得豪夫（Tom Sudhof）認為：這一發現無疑會對神經科學領域產生莫大影響。在最新一期出版的《美國科學院院報》上說，林龍年和錢卓合著的論文，詳細介紹了在神經元網絡水平研究大腦記憶編碼之旅。這項最新研究，以整整兩年的時間，運用最新的高密度多通道在活體記錄技術，以小老鼠為實驗對象進行一系列的研究。

首先，針對單一神經元的活動情況進行紀錄。由於小老鼠海馬迴區只有半粒米大小，傳統的方法在小老鼠上只能記錄到幾個至二十幾個神經元，在取樣不足的情況下，無法進行對神經元群體的編碼分析。

　　儘可能地增加觀測數量，研究小組研製了世界上最輕巧的精細微電極推進器，把 96 根比頭髮還要細微的微電極插入小老鼠的海馬迴區域，成功地記錄到多達 260 個神經元的活動情況。另外，此項實驗也是世界上第一次使用驚嚇記憶（Startle memories）而不使用一般記憶（Usual memories）的研究。

1 記憶如何刻骨銘心？

　　研究人員設計了幾種特殊狀況來研究小老鼠如何形成記憶以及其與神經元之間的關係。

　　一種是在特定環境中突然自小老鼠背部吹上一陣冷風，就像武俠小說中描寫的，在月黑風高之夜，一陣突如其來的陰風會使人頓感毛骨悚然一樣，小老鼠對這樣的刺激會感到驚恐。

　　另一種有趣的模式，是把小老鼠放在特製的小電梯中進行自由落體下降，如同人們乘坐在突然失控墜落的電梯一樣，產生刻骨銘心的記憶。

　　研究人員假設，針對這些令人難忘的經歷，大腦中一定會有許多神經元參與這些記憶的形成，所以我們渴望知道這些神經元是如何運作的？

2 破解大腦記憶密碼

　　經過無數次的實驗觀察發現，小老鼠的海馬迴區對於這種驚嚇刺激果然有著各式各樣的放電反應。

　　研究人員最終得出結論，一批特定的神經元組成了記憶編碼的單元（Neural clique），或者說穩定的記憶是由一組神經元而不是單個神經元來完成的。

　　更有意義的是，這些編碼單元通過它們的啟動狀態，可以把任何一種驚嚇經歷轉化成一串二進位數字。這種數位化的編碼形式，使得科學家們能夠針對不同的個體，乃至不同種類動物的大腦編碼活動，直接進行比較和分析。

　　人腦和鼠腦乃至世界上大多數哺乳動物大腦的海馬迴，雖然神經元數量不同，但所用的編碼方式是一樣的。

　　由此，科學家們推測，人的大腦很有可能利用同樣的原理來完成記憶，以及記憶之外的其他高級認知功能，如情緒、思維、意識等。

3 什麼是海馬迴（Hippocampus）？

　　人類大腦是一個由約 140 億個神經細胞（神經元）組成的繁複的神經網路。其中各區分別掌管特定功能，如語言區、情緒區、記憶區……等。

　　針對不同區域的不同功能，這些各司其職又互相連結的神經網路究竟如何運作，一直以來是科學家們孜孜不倦研究的目標之一。

　　記憶在大腦的神經網路層面上是如何編碼的呢？記憶在大腦中的物理形式是怎樣的呢？過去科學家只能間接地通過對人的行為的測試，來觀測腦記憶的形成。例如大家

所熟知的腦電波圖、核磁共振等檢測儀器，但都只能觀察到大腦活動整體、綜合性的籠統概況。

根據最新的一些研究發現，通過檢測大腦海馬迴區的編碼單元的活動狀態，可以直接解讀大腦在學習過程中記憶的形成，這樣的發現，就如同為人們觀察大腦活動搭建了一個平臺。

海馬迴是一個與記憶密切相關的大腦結構，因其形似海馬而得名。它負責將人們新的經歷轉化為長期的記憶。

而神經細胞則是記憶的材料，新的記憶可能需要新的材料。如果把新生的神經細胞除掉，就可能會發生新的事物其記性不好的問題。

近年來的研究顯示，海馬迴終其一生不時會有新的神經細胞蹦出來。這些穩定的、終生不斷生產的新神經細胞，對維持腦袋形成記憶地位是舉足輕重的。

一旦神經細胞缺乏，那麼將會發生記憶機能障礙。例如，海馬迴受損的患者會日復一日，津津有味地閱讀著同一張報紙，還總覺得自己是在看新的報紙呢。

4 與記憶相關的科學新知

A.甘草萃取物改善記憶衰退

根據《美國國家科學院學報》（Proceedings of the National Academy of Sciences, PNAS，2004 年 4 月）發表的論文：原本用於治療潰瘍，改善健康年長者，以及認知能力退化之糖尿病

患者心智功能的一種甘草萃取物（Licuorice Extract）——甘珀酸（Carbenoxolone），具有防止記憶衰退的療效。

領導此項研究的英國艾丁堡大學分子與臨床醫學院院長 Dr. Jonathan Seckl 表示，針對 10 位沒有記憶障礙的健康年長者，在每日服藥 3 次且持續 4 週以後，他們記憶字彙的能力和無服藥的對照組比較提高了約 10%。而另一組 12 位已經有記憶障礙的第二型糖尿病患者，在服藥後更是增進約 10% 的記憶能力。

甘珀酸可以與海馬迴上的蛋白質相結合，進而減少腦中腎上腺皮質素的濃度，而達到治療記憶力衰退的效果。

不過甘珀酸雖然可以治療記憶力衰退，但會有如高血壓、電解質擾動及水腫等副作用，所以並不能單獨服用。一般情況下，甘珀酸需和利尿劑（Amiloride，用於治療高血壓、水腫，幫助腎臟把體內多餘的水分、鹽分經由尿液排出體外）一同服用，服用此藥後須避免快速的起身及坐下，防止頭暈。

B.維生素 A 對學習記憶很重要

美國聖地牙哥的沙克研究所（Salk Institute for Biological Studies）的科學家發現，維生素 A 是幫助腦部聰明，讓 IQ 達到 180 所不能缺乏的要素。

沙克研究所的 Dr. Ronald Evans 最近發現，維生素 A 對於腦部的學習與記憶功能極為重要，在腦部掌管學習記憶區域的神經傳導與功能，扮演著非常重要的角色。這篇研

究發表於最新一期的《神經科學雜誌》（Neuron）期刊。

維生素 A 可以說是一種細胞訊息的傳遞者，其角色就好像信差一樣。人類的細胞中有很多的維生素 A 受體（Vitamin A receptor），這些受體與維生素 A 結合之後，會產生生化訊息的傳遞。人體內不同部位有不同種類的維生素 A 受體，負責不同訊息的傳遞者角色。其中兩種被稱為 RAR beta 與 RXR gamma 的維生素 A 受體的存在位置，剛好位於腦部職司記憶的海馬迴區。

研究人員利用基因工程，製造了一批先天缺乏這兩種受體的基因缺陷的老鼠，發現其大腦構造與一般正常鼠並無不同，但是在學習與記憶的測試中明顯比正常鼠來得低，並且動作較為遲緩。

細胞生理學檢查發現，這些基因缺陷鼠的大腦海馬迴，其神經傳導的突觸缺乏正常的調整功能。然而已知這種海馬迴突觸的調整與神經電位的傳導，對於學習與記憶極為重要。這項研究證實，維生素 A 對於學習記憶有著極為重要的功能。

5 學習與記憶有睡眠窗口

當缺少充足的睡眠，大腦的記憶系統對新技能或新資訊的吸收會碰到困難。實驗證明，一個人學習一樣新技能時，其表現跟睡眠有很大的關連。

如果睡眠少於 6 個小時，一般學習能力差強人意。如果

超過 6 小時，甚至是 8 小時，學習能力將大為增強，容易事半功倍。

此外，對於各種記憶的形成，即使再聰明也不及睡眠的重要。一晚安穩的睡眠，可以讓一個人記住更多東西。

這項學習與睡眠的研究計劃，是將記憶力的形成作了兩種假設交流期：一是入夜時分，一是清晨時分。在這兩個階段，人腦產生了生理與化學變化，其相互作用可能會強化記憶痕（Memory trace）。

研究人員以哈佛大學的學生做了一項實驗：透過電腦螢幕獵物。最初，每個目標大概需要 400 毫秒才能送到學生的警覺意識中，但是經過 1 小時左右的訓練後，他們能更快地看到電腦螢幕上的目標。在訓練結束後，學生能在 75 毫秒內就可抓到獵物。

經過訓練的學生，在休息（沒有睡覺）3~12 小時後，於同一天再進行電腦獵物行動，結果跟當天的最佳速度比較，表現並無進步。一些經過 6 小時或更短睡眠的學生，隔天再進行獵物時，表現也沒有進步。

只有那些睡覺超過 6 小時的學生表現才有進步。例如，一些在訓練結束後，取得 75 毫秒獵物成績的學生，在經過一晚長時間的安穩睡眠後，隔天的獵物抓取時間會縮短至 62 毫秒，更加迅速。

此實驗證明，速度和抓取獵物的準確性，跟充足的睡眠息息相關。那些睡眠 8 小時的學生，會表現得更好。

　　研究室的睡眠實驗中，參與的學生得經過兩種截然不同的睡眠階段，前 2 個小時是處在酣睡狀態，最後 2 個小時腦子較活躍，眼睛動作較快速，同時也會作逼真的夢。

　　人們必須經過這兩種不同的睡眠狀態，隔天才能更好地表現前一天所學的事物與技能。參與實驗計劃的學生，如果接下來兩天至一個星期能持續良好的睡眠，其在電腦螢幕抓取獵物的速度與表現會更迅速與傑出。

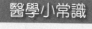

醫學小常識

怎樣增強記憶力？

❶ 維生素 A 對於學習與記憶功能扮演著極為重要的角色，如果要活得健康聰明，一定要多補充維他命 A，並維持營養均衡。

❷ 個人再聰明也不及睡眠來的重要，一晚安穩的睡眠，可以讓人記得更多東西。

❸ 避免不必要的藥物服用，吸菸、飲酒以及遠離毒品。好好照顧頭腦，維持正常的腦部血液循環，保持健全的新陳代謝狀況與內臟功能。

information

3 | 金黃色葡萄球菌抗藥新發現

我們常在電視上看到古代的戰爭片中，皇族的軍隊都有非常整齊、漂亮的金黃色盔甲，來幫助騎士抵抗刀劍的攻擊，在細菌中非常頑劣的金黃色葡萄球菌（Staphylococcus aureus）也有相同的盔甲。

葡萄球菌（Staphylococcus）是細菌性食品中毒事件中主要的細菌之一，屬於革蘭氏陽性桿菌。此菌在培養基上會產生金黃色、橙色、白色等色素，所以黃金色的葡萄球菌，就稱為金黃色葡萄球菌。

美國加州大學聖地牙哥分校副教授維克托‧尼澤特（Victor Nizet）於《實驗醫學雜誌》（The Journal of Experimental Medicine，2005 年 7 月）上報告說，金黃色葡萄球菌的金黃色，實際上是類胡蘿蔔素（Carotenoid），具有抗氧化功能，好比一層盔甲，能幫助金黃色葡萄球菌抵禦外來的殺傷。這一成果可望催生出抵抗金黃色葡萄球菌感染的新方法。

研究人員利用基因敲出（Knock-out）技術，製造了一種不能產生類胡蘿蔔素的葡萄球菌（金黃色沒有了）。他們發現，平常的金黃色葡萄球菌不但能抵禦免疫系統中殺傷細胞生成的氧化物攻擊，甚至能抵禦雙氧水等常用於消毒的強氧化劑。反之，不能產生類胡蘿蔔素的葡萄球菌，很快就被免疫系統攻擊殺死，甚至不能造成身體局部感染。

研究人員將生成類胡蘿蔔素的基因植入（Knock-in）一種威脅很小的鏈球菌中。結果鏈球菌不僅變成了金黃色，也變得更具有危害性了。轉基因的金黃色鏈球菌也能抵抗氧化劑的攻擊，在注射到實驗鼠皮膚上後還會引起嚴重的感染和潰爛。

尼澤特教授說，上述發現為防治金黃色葡萄球菌感染提供了新思路。過去人們只用傳統的抗生素對抗金黃色葡萄球菌感染，結果是明顯增強了病菌的抗藥性。如果能解除葡萄球菌的金盔甲，就能靠人類自身免疫系統就能清除病菌。

1 新品種抗生素：Tygacil

對抗金黃色葡萄球菌，2006年將有新藥出現。

針對抗生素濫用的結果，全球各類菌株的抗藥性問題愈來愈嚴重。美國食品藥物管理局（FDA）在2005年6月批准通過一項新的靜脈注射抗生素，這項新一代超廣效性抗生素，可望於2006年在國內上市。

這項獲FDA以優先審核方式批准通過的新靜脈注射抗生素Tygacil，由於具有超廣效的抗菌作用，包括了高抗藥性的金黃色葡萄球菌，以及目前臨床上因為菌株抗藥性問題，讓被感染患者可能面臨

菌血症威脅甚至導致死亡的情況，而獲得新的醫療資源。

新的抗生素由於抗菌範圍廣，可使用於多重菌種所造成的感染，包括複雜性腹腔內感染、混合型感染的闌尾炎、腹內膿腫、感染性潰瘍、複雜性皮膚結構感染，如燒傷感染、深部軟組織感染等。

目前台灣台大醫院已有 10 餘位病患使用過靜脈注射抗生素（Tygacil），臨床成效還可以，這項新藥現階段仍屬於臨床實驗階段，僅非常少數的個案出現噁心的副作用。

2 什麼是金黃色葡萄球菌？

金黃色葡萄球菌是目前最難對付的病菌之一。它感染人類表皮、軟組織、黏膜、骨骼和關節。尤其在醫院環境中，金黃色葡萄球菌往往能抵禦消毒劑的殺傷，造成傷口感染，嚴重時甚至會導致死亡。

近年來，抗藥性金黃色葡萄球菌傳染更加嚴重，已成為公共衛生威脅。根據美國國家院內感染監測系統統計，從 1979~1995 年院內感染患者身上培養出的菌株，金黃色葡萄球菌佔有 13％，而且近年來有逐漸增加之趨勢。

另外，由金黃色葡萄球菌引起的食物中毒也愈來愈多。根據美國疾病控制中心報告，由金黃色葡萄球菌引起的食物中毒占第二位，僅次於大腸桿菌。

金黃色葡萄球菌腸毒素是個世界性衛生問題，在美國由金黃色葡萄球菌腸毒素引起的食物中毒，占整個細菌性

食物中毒的 33%，加拿大占 45%，我國每年發生的此類中毒事件也非常多。

而抗生素的濫用，會把細菌鍛鍊得更兇猛，甚至培養出超級細菌 VRSA（變種的金黃色葡萄球菌）。目前在國外已經發現了超級細菌，某些強效的抗生素也殺不死它。

3 金黃色葡萄球菌的傳染途徑

- 人體：金黃色葡萄球菌極易經由人體而污染食品。本菌在自然界中分佈很廣，如人體的皮膚、口腔黏膜、糞便、頭髮、化膿的傷口都會附著，尤其是化膿的傷口更是主要的污染源。

- 食品：受污染的火腿、肉類加工品、乳製品、魚貝類、生菜沙拉、蛋、便當等極易形成中毒原因。

- 動物：牛、羊如得乳腺炎，分泌的乳汁會受到金黃色葡萄球菌的污染，因而使得乳製品也遭受到污染。

人體誤食金黃色葡萄球菌後，1~8 小時時間內（一般平均為 3 小時）就會產生腸毒素，引發食品中毒症狀。

主要症狀為：嘔吐（一定發生）、腹瀉、下痢、噁心、腹痛、虛脫，大部分不會有發燒症狀。中毒症狀會持續 24 小時到數日，死亡率幾乎為零，但對老人則具威脅性。

4 非食物中毒所引發的疾病

金黃色葡萄球菌可造成人體各部位的感染，包括皮膚

上的膿包、蜂窩組織炎、關節炎、骨髓炎、肺炎、異位性皮膚炎等。

院內感染容易感染的是洗腎患者、外科手術患者、嚴重皮膚病患者，以及免疫機能低下患者。

另外，還常常造成菌血症、手術部位感染以及其他全身性感染。

5 台灣的新對策：Linezolid

台灣地區金黃色葡萄球菌及肺炎鏈球菌的抗藥性，是全球第一，臨床上可用於治療的抗生素種類愈來愈少。

2002 年 4 月 1 日，台灣衛生署核准一種新的抗生素 Linezolid 上市，暫時解除了無藥可醫的危機，此藥並研發出口服劑型，方便病患帶回家自我控制，節省了住院醫療支出，同時避免院內感染機率。

由法瑪西亞公司研發的新型抗生素 Linezolid，是專門治療革蘭氏陽性菌感染的最佳利器，像是社區感染性肺炎、院內感染性肺炎、皮膚和軟組織感染，以及腸球菌感染等。因為具有突破性療效，成為美國食品藥物檢驗局 35 年來首次通過的新一代抗生素。

此藥的作用機轉是阻斷病菌所需的蛋白質生合成下手，和傳統的破壞細菌的核酸複製抗生素不同，所以也不易產生交互抗藥性反應。

6 何謂抗生素？

抗生素是一群可抑制細菌生長或殺死細菌的化學物質，早先發現的都是由自然界中其他微生物（例如黴菌）所製造分泌出來的。例如，人類最早發現的抗生素盤尼西林（俗稱青黴素；Penicillin），就是由青黴菌所製造分泌的。

後來，科學家將這些原始的化學結構加以修飾改變，以人工合成或半合成的方式製造了許多不同結構的抗生素，目前可用來治療人類細菌感染的抗生素有 150 多種。

抗生素依其抑制細菌的模式，可概括分為核酸合成抑制劑、蛋白質合成抑制劑、細胞膜功能抑制劑，及細胞壁合成抑制劑等四種。

以往治療金黃色葡萄球菌最重要的藥物為 Oxacillin，但是因為過度濫用抗生素，Oxacillin 現今用於治療時，竟然有一半以上的機會是無效的，對患者相當不利。台灣地區的金黃色葡萄球菌對 Oxacillin 具抗藥性的比例，已超過 50% 以上，有些醫院甚至高達 80% 以上。

7 抗生素的使用時機

抗生素是用來抑制細菌生長或殺死細菌的，所以我們需要抗生素的時機，就是細菌感染我們的身體，進一步對我們造成危害的時候。

過去，醫師們常常在還沒有瞭解病患所感染的病菌之

前，就急著以青黴素或第一代頭孢菌素等第一線抗生素做治療，不斷勇於嘗試的結果，反而加強了病菌的適應力，產生抗藥性，導致抗生素療效失靈，最後走上無藥可醫的地步。

以金黃色葡萄球菌來說，西太平洋的抗藥性嚴重程度是世界第一。肺炎鏈球菌，台灣地區高達 89.1% 的高抗藥性，是全球第一。除此之外，亞洲地區對萬古黴素產生抗藥性的腸球菌比率為 10~15%（台灣 3~5%），治療失敗率可高達 25~30%。

細菌對抗生素的抗藥性，基本上是人用及動物用抗生素過度使用所造成的，而台灣地區更因過去缺少適當的抗生素使用管制，造成超高比例抗藥性細菌。

8 什麼是超級細菌（VRSA）？

抗生素的濫用，會把細菌鍛鍊得更兇猛，甚至培養出超級細菌。

早期使用盤尼西林就能殺掉金黃色葡萄球菌，但後來出現抗藥性，醫師於是使用更強的甲氧西林，但也宰不掉它，醫師就用最強的萬古黴素壓制它。但這幾年發現萬古黴素也無效，而讓萬古黴素失效的金黃色葡萄球菌，簡稱 VRSA，俗稱為「超級細菌」。目前在國外已經發現了超級細菌，某些強效的抗生素也殺不死。台灣雖尚未發現這種超級細菌的蹤跡，但是醫界已提高警覺。

醫學小常識

如何正確使用抗生素？

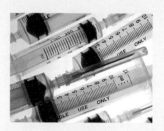

❶ 抗生素不是消炎藥，不是所有
的發炎都要使用抗生素治療。

❷ 抗生素不是退燒藥，不是所有
的發燒都要使用抗生素治療。

❸ 抗生素對病毒及其他非細菌性
的感染無效，一般感冒及流行
性感冒是常見的病毒性感染，不需要使用抗生素。

❹ 使用抗生素僅有在很少數特殊的情形下使用，例如手術前後使
用抗生素預防感染，是必要的也是有效的，但一般手術通常在
傷口縫合後就不再需要使用抗生素來預防感染，若無手術後發
生感染的問題，最多也不應該使用超過三天的抗生素，使用愈
久可能製造的問題愈多。

❺ 醫師若開抗生素給患者服用，患者就必須依照醫師指示按時服
藥，並全程服用完畢，不可自行停止使用、減量使用，或不規
則服藥。

❻ 不要自行或經由藥局藥劑師的推薦而購買抗生素使用，抗生素
均應經醫師處方後才可使用。

information

4 腰圍粗的人易患糖尿病嗎？

《英國醫學雜誌》（The British Medical Journal，2005年4月）發表的一篇研究報告表示，腰圍超過100公分的人極易出現胰島素阻抗（Insulin resistance），而這正是糖尿病和心臟病的先兆。

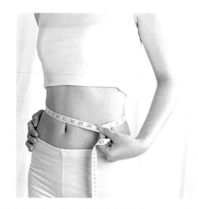

全球有將近17億人口正面臨體重過重而引發的健康問題，特別是糖尿病及心血管疾病。而肥胖同時也是造成第二型糖尿病的主因之一。

統計顯示，被診斷出罹患第二型糖尿病的患者當中，有80%的患者體重過重，而第二型糖尿病在所有的糖尿病例當中，佔了將近90%以上。

台灣目前有近一百萬的糖尿病患者。依據衛生署統計，糖尿病死亡率近二十年來不斷成長，在國人10大死因中男性居第五位，女性居第三位。此外，45歲以上糖尿病盛行率也約有11%，也就是每10個人就有一個人罹患此病。在今日，肥胖以及第二型糖尿病日趨普遍，並且對各國的國民健康、醫療體系等社會與經濟成本損耗重大，因此肥胖是糖尿病防制的重點。

英國醫學雜誌所發表的這篇研究論文是由瑞典卡羅琳司卡大學（Karolinska University）醫學系資深顧問（Senior Consultant）瓦倫貝教授（Hans Wahrenberg）所領銜提出的，他們分析 2746 名自願者，其中 798 名男性，年齡從 18 歲到 72 歲都有，身體質量指數（kg/㎡）從 18~60，腰圍從 65~150 公分都有。利用靜脈抽血分析來決定是否有胰島素阻抗。

結果顯示，腰圍大於 100 公分（39.4 吋），不論男女，有將近 48% 的人有胰島素阻抗；腰圍小於 100 公分者，僅有 2% 的人有胰島素阻抗。

因此，本篇論文所得到的結論為腰圍，可以取代身體質量指數（BMI）、腰臀比及總身體脂肪數，當做一個非常好的胰島素阻抗的指標（Indicator）。

> 讀者有任何疑問亦可直接詢問瓦倫貝教授，電郵地址如後：
> hans.wahrenberg@medhs.ki.se。

1 什麼是糖尿病？

食物在胃腸道被消化分解後會產生葡萄糖，當血中葡萄糖濃度升高後，人體透過胰島素的分泌，幫助葡萄糖進入各組織細胞中，或轉變成能量，或貯存在肝、肌肉及脂肪細胞中。

如果胰島素分泌不足或身體組織對胰島素反應不佳時，葡萄糖就不能被細胞所利用，細胞沒有能量時，就會要求送更多的葡萄糖到血液中，進而造成血糖濃度上升。

當血糖濃度超過 180mg/dl，葡萄糖便會從尿液中排出。尿糖的出現使得尿液滲透壓升高，同時可導致大量水分和電解質的流失，使身體脫水，引起其他的血管病變。

2 糖尿病有哪些類型？

A.第一型糖尿病

又細分為「自體免疫性」及「原因不明性」二種亞型。僅佔所有糖尿病的5%，常發生在年輕人及小孩身上。主要原因是，患者胰臟無法產生胰島素，而需終生接受胰島素治療。

B.第二型糖尿病

大多數糖尿病患皆屬於此型，約佔95%。常發生在40歲以上的患者，且很多是體重過重者。主要因患者週邊組織對胰島素產生阻抗現象，由於產生阻抗，所以需要分泌更多的胰島素，久而久之，胰臟工作量太大而壞死，最後也會有分泌不足的現象。

C.妊娠型糖尿病

懷孕中所發現之糖尿病。

糖尿病的典型症狀會出現三多（吃多，喝多，尿多）。同時伴隨有疲倦、體重減輕、出現手腳發麻、視覺模糊、皮膚傷口不易癒合、女性會陰部發癢等。但也有50%患者（血糖多為 180 mg/dl 以下）沒有任何症狀。

3 糖尿病形成的原因

第一型糖尿病，是由自體免疫性疾病（具備特殊遺傳體質）的人在化學物質、或濾過性病毒的影響下，體內引發一連串的自體免疫反應。

這些反應致使體內產生對抗胰島 β 細胞（β cell）自體抗體，甚至未經胰島素治療就先行產生胰島素自體抗體（Insulin autoantibody--IAA），加上細胞免疫反常現象，致使 β 細胞破壞。當 β 細胞破壞程度超過 90% 以上時，臨床上就會出現糖尿病症狀。

第二型糖尿患者，部分以「胰島素抗阻現象」為主因，部分以「胰島素分泌缺陷」為主因。

「胰島素抗阻現象」的原始缺陷在於，週邊組織對胰島素產生抗阻現象（糖尿病先兆），致使血糖升高，因而刺激更高之胰島素產生以便使血糖正常化。

當胰臟不勝長期負荷時，便因胰島素分泌不足使血糖持續上升，形成糖尿病。

4 糖尿病引起的慢性併發症

A.眼睛病變

包括：白內障、青光眼，以及糖尿病視網膜血管病變，嚴重者可導致失明。如能及早預防和治療，60% 可避免失明的發生，故患者每年最少檢查眼睛一次。

B.腎臟病變

糖尿病是引起腎臟病變常見的原因之一。糖尿病患約有 1/3 會產生糖尿病末期腎臟病變，需接受血液透析治療。

C.足部病變

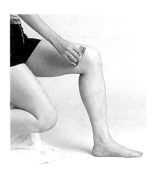

由於感覺神經病變常使患者腳部、腿部及指頭對震動、溫度、及痛的感覺日漸喪失，最後完全喪失感覺。因而會忽略腳部的小傷口，直到傷口發炎變得嚴重時才發覺。

因糖尿病患者常合併足部血管病變，使腳部的血流變差，血管缺氧阻塞，加上糖尿病患者因血糖升高，造成患者白血球功能較差，提供細菌繁殖的環境，故容易造成細菌感染，足部易發生潰瘍、壞疽、傷口難以癒合，造成截肢的悲劇。

但由於截肢後，患者存活率差，因此筆者特別在〈飛碟早餐〉中有一專輯，專門探討如何避免截肢的節目，主要是要求醫師在截肢前先做血管攝影、腳導管治療，或外科繞道，給患者多一次機會。

D.影響懷孕

糖尿病孕婦懷孕期間因血糖控制不良之故，比較會生下先天畸型、死胎、呼吸因窘及其他問題之嬰兒。

5 糖尿病的篩檢

美國糖尿病學會建議，符合以下情形者應接受糖尿病的篩檢：

- 年齡在 45 歲以上，篩檢正常應每三年再篩檢一次。
- 年齡在 45 歲以下，但有下列情形者：

    (a) 肥胖者，體重 ≧ 120% 理想體重或身體質量指數（BMI）
    ≧ 25kg/m²，也要包括腰圍大於 100 公分者。

    (b) 二等親內（父母或兄弟姊妹）有糖尿病史者。

    (c) 有妊娠糖尿病史，或新生兒體重超過 9 磅的母親。

    (d) 高血壓。

    (e) 高密度膽固醇濃度 ≦ 35mg/dl 或三酸甘油脂 ≧
    250mg/dl。

    (f) 有「空腹葡萄糖障礙」或「葡萄糖耐量異常」病史者。

    (g) 多發性卵巢囊腫患者。

    (h) 沒有運動習慣者。

    (i) 有血管性疾病者。

6 糖尿病的藥物治療

A.口服抗糖尿病藥物治療

- α-glucosidase 抑制劑（AGI）：抑制碳水化合物在腸道分解及吸收，有效的降低飯後血糖及胰島素濃度。

- 雙胍類（Biguanides，BG）：減少肝醣轉變成葡萄糖及增加

胰島素敏感性，此類藥物臨床上報告約可降低空腹血糖 70~80 mg/dl。

- Thiazolidinedione 類衍生物：這類藥物主要是加強胰島素的敏感性，防止血糖的上升。

- 磺醯尿素類(Sulfonylurea，SU)：主要為促進胰臟胰島素之分泌。

- 非磺醯尿素類(Non-Sulfonylurea)藥物(Meglitinide)：降血糖藥物。

B.胰島素治療

如果以胰島素之作用時間快慢、長短來分，目前在臨床上使用的胰島素可以分為四種，即超短效胰島素、短效胰島素、中效胰島素，及長效胰島素。

7 糖尿病的預防

目前醫界針對糖尿病的遺傳因素，迄今仍無著力之處。

至於第二型糖尿病成因中，由於肥胖(特別是中廣型肥胖)為最重要的致病因素，因此體重控制便成了預防第二型糖尿病發生的最有效手段。

此外改變不良生活習慣，重建健康生活態度，均衡、減量的飲食，加強體能活動，證明可以減少罹患第二型糖尿病的機會。

面對國內日益老化的人口，特別是體型肥碩、不勤於

運動，而又具備糖尿病家族史的高危險群，特別需著手預防對策。

　已發病的人如果能夠透過共同照護網，力行「早期發現、妥善治療、定期追蹤、全面照護」的各項具體措施，必可達成二級與三級預防，降低糖尿病併發症發生率與殘障或死亡率的保健目標。

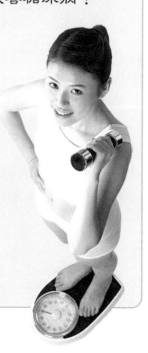

醫學小常識

怎樣預防與改善糖尿病？

＊預防

改變不良生活習慣，重建健康生活態度，均衡、減量的飲食，加強體能活動。

＊保健

❶多運動。

❷制定飲食計畫表，可請營養師協助。

❸均衡飲食，食物要多樣化包括水果、蔬菜、全穀類食物低脂奶製品瘦肉家禽類魚或豆製品，並選擇低脂肪食物，可以幫助維持血糖穩定。

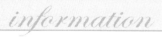

information

5 | 精細檢查不漏診：全大腸鏡

　　金鐘歌王楊烈連續拉肚子兩個半月，2005年12月底他前往臺北市立醫院仁愛院區檢查，經醫師證實罹患「結腸惡性腫瘤」，也就是俗稱的「大腸癌」。

　　楊烈最初發現自己每天瀉肚子，糞便帶血、容易累時不以為意，直到下腹部開始劇烈疼痛，才決定到醫院檢查，醫師診斷以為是痔瘡，吃藥後症狀一直沒有好轉，於是改往仁愛醫院就醫。

　　當天照大腸鏡時，醫師在離肛門處約10公分發現一顆小腫瘤，當場清除後，又在約45公分處的大腸，發現腸道有4/5被一顆腫瘤堵住，切片檢查結果證實他罹患大腸癌。

　　美國國家癌症研究所2005年一項最新研究表示，女性通過乙狀結腸鏡（從肛門進入60公分）檢查大腸癌前息肉，有2/3的人會出現漏診，漏診率是男性的兩倍。之前也有研究表示，乙狀結腸鏡檢查在男性中也有34%的漏診情況。研究人員建議，婦女最好選擇用結腸鏡（不只是乙狀結腸，尚包括升結腸、橫結腸、降結腸，總長約120公分）檢查大腸息肉。

　　一些回溯性報告發現，接受乙狀結腸鏡可降低遠端大腸癌（靠近肛門處）的死亡率；同時，若在遠端大腸有1公分以上的息肉，則有50%以上可在近端大腸（靠近小腸處）找到另一病變，似乎也可做為預測近端大腸有無問題。

　　但是隨著近端大腸癌的罹患比例增加，開始有學者擔憂若在乙狀結腸鏡鞭長莫及的大腸處有息肉或腫瘤，但同時又在乙狀結腸鏡可觀察的遠端大腸沒有病變，此種患者若僅以乙狀結腸鏡檢查，即可能錯失早期發現的機會。

　　根據最新報告，若只做乙狀結腸鏡，則可能漏掉70~80%的近端大腸癌，及50%以上的近端大腸息肉。

　　因此筆者建議，假使能力許可（經費及時間），應該至少每二年做一次無痛大腸鏡，亦即是「全大腸鏡」（或稱為結腸鏡），也就是從肛門進入後，觀察120公分長，若能力不許可，則請遵守本章節有關大腸癌高危險群的注意事項。

1 全大腸鏡與一般大腸鏡的比較

　　結腸與直腸是消化系統的一部分，能吸收食物中的營養成分及貯存廢物，直到移除至體外。

〈大腸各部位長度圖〉

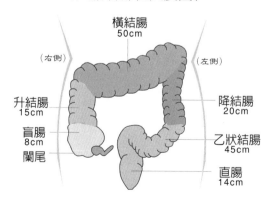

横結腸
50cm

（右側）　　　　　（左側）

升結腸
15cm

降結腸
20cm

盲腸
8cm

乙狀結腸
45cm

闌尾

直腸
14cm

　　結腸和直腸形成一條長而且有力的管子，統稱為大腸。結腸是指大腸的前130公分左右部分，而直腸則是位於盆腔下部的一段，全長10~14公分左右部分。

　　資料顯示，大腸息肉及癌症好發部位均在大腸左側，包括直腸、乙狀結腸及小部分的降結腸，此區域占大腸疾病約75%以上。

　　一般將橫結腸以上至盲腸區域稱為近端大腸，相對應於降結腸以下至直腸區域稱為遠端大腸。

　　所謂的乙狀結腸鏡，是利用約60公分長的軟式電子內視鏡從肛門放入直腸，可清楚且深入的觀察靠近肛門口以上約60公分的遠端結腸。

　　而全大腸鏡則使用更長（約120公分）的內視鏡，通常視操作者技巧純熟度及患者配合度，大多數可做到盲腸。

　　要提醒讀者的是，如果採取全大腸鏡，準備期較費時費力，需要三天前採低渣飲食、服用瀉藥及做清潔大腸灌腸的準備。

　　雖然大腸鏡可清楚瞭解全部大腸道內之情形，但在檢查時如上所述耗時費力，且受檢者在大腸鏡120公分的彎曲行徑中，需忍受腹部劇烈的不適，因此一般接受率普遍不高，但由於近年來發展了無痛大腸鏡後，可說是完全沒有一點痛苦，非常輕鬆愉快，只是由於想要檢查的人數眾多，需要排隊，而且必須自費約2,000~3,000元左右。

2 軟式乙狀結腸鏡的作用

既然乙狀結腸鏡容易漏診，又為何依然存在呢？原因
如下：

- 軟式乙狀結腸鏡檢查涵蓋範圍包括肛門直腸、乙狀結腸和
  小部分的降結腸。鏡長60公分，在此段範圍內之大腸為
  大腸癌及息肉的好發部位，健保給付，不需額外自費。
- 在檢查前的準備工作非常簡便，只需以兩個甘油球或小量
  灌腸即可。
- 病患所採行的檢查姿勢為左側臥位，較舒適安全。一般受
  檢者，包括年長者、高血壓及心肺症者比較能接受。

3 什麼是大腸癌？

隨著年齡老化及飲食西化（油炸食品、高膽固醇、高脂
肪），國人大腸癌（結腸直腸癌）的罹患率也相對增高，目前
已高居10大癌症死因第三位，而且後勢強勁，成為一個重
要的公共衛生問題。

資料顯示，罹患大腸結腸疾病的患者，住在城市的發
生率比較住在鄉村為多，高收入的白領階級又較一般勞工
朋友為多。

通常早期的腸道疾病比較沒有明顯症狀（如出現流血或腹
疼），或僅僅是一些非特異性的腹部症狀。一旦被發現後，
大多已屬於疾病晚期的階段。

　　事實上，大腸癌患者在症狀發生後才接受治療者，治癒的比率大約只剩一半。早期的大腸癌患者，若及早接受治療，治癒比率可以達到 80% 以上。

　　多數的大腸癌是由大腸息肉轉變而成的，如果將這類具有癌變潛力的息肉摘除的話，就能預防大腸癌的發生。

　　發生在結腸部位的癌細胞稱為結腸癌。發生在直腸部位的癌細胞稱為直腸癌。這兩個器官都受影響就稱結腸直腸癌，又稱為大腸癌。

4 大腸癌的症狀

- 排便習慣的改變。
- 腹瀉、便秘、或大便無法解乾淨的感覺。
- 大便內有血（呈鮮紅色或暗紅色）。
- 大便形狀較以前細窄。
- 腹部感覺不適（經常的脹氣痛、鼓脹、腹脹或痙攣）。
- 不明原因的體重減輕。
- 持續的疲倦感。
- 嘔吐。

5 高危險族群注意事項

- 罹患大腸息肉的人，而且息肉種類屬於具有癌變潛力者，建議隔年或者3年內，做大腸鏡複檢。
- 如果一等血親，像父母、兄弟姊妹、或子女，已經有罹患

大腸癌者，則建議從 40 歲開始，每 5 年檢查大腸鏡一次。對於一等血親年輕時就罹患大腸癌者，則建議比其診斷年齡提前 5 年開始，每 5 年檢查一次大腸鏡。

- 如果家族中有幾位親屬，在不同世代罹患大腸癌，而且診斷的年齡比較年輕，建議在 21 歲開始，每 2 年檢查一次大腸鏡；從 40 歲開始，每年檢查一次大腸鏡。

- 如果家族中有人罹患家族性腺瘤的息肉症，最好從青春期（12~14 歲左右）開始，每年檢查可彎曲的乙狀結腸鏡。

- 已經罹患大腸癌的個人，在手術切除大腸癌之後，除了每 3 個月的複診之外，每年應接受大腸鏡檢查一次。

- 對於有發炎性腸疾（潰瘍性結腸炎或克隆氏腸炎），而且侵犯全部大腸超過 8 年病史的患者，應每年或每兩年檢查大腸鏡一次。至於局限於左側大腸的發炎性腸疾患者，應在超

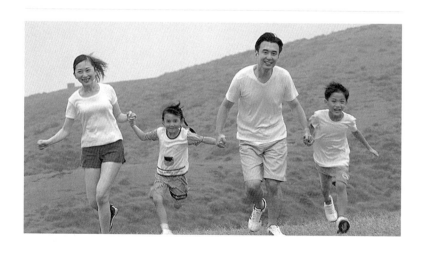

過 15 年病史後,每年或每兩年檢查大腸鏡一次。

● 曾經罹患乳房、卵巢、或是子宮方面癌症的女性,一生之中大約有 1/6 的機會罹患大腸癌。所以應該從 40 歲開始,每 3~5 年檢查大腸鏡一次。

　　因罹患大腸癌住院治療的藝人楊烈已於 2006 年 1 月 8 日宣佈出院,他除感謝各界的關心與支援外,也透露若身體復原得當,將可在下週一恢復工作。由於楊烈罹患的大腸癌是屬於二期徵狀,並無淋巴腺擴散的現象。

　　主刀的北市聯合醫院仁愛院區一般外科主任李孟達表示,手術後只需要接受口服藥物治療,每季回來定期追蹤檢查即可,並不需要接受全身性的化學治療;但他也提醒楊烈,一般大腸癌術後仍須接受長達 5~10 年的觀察,且要避免工作過度疲累,希望他要特別注意。

6 阿茲海默症診療新方

美國第 40 任總統雷根在離開白宮 5 年後，於 1994 年 11 月被診斷出患有早期老年癡呆症。而雷根在患有老年癡呆症 10 年之後，終因老年癡呆症去世，享年 93 歲。

近年來，醫學界已開發出多項新的阿茲海默症診斷技術，這些新的診斷技術可以在老年癡呆症發病以前，就先確認腦部有沒有變化。如果有變化，立即先行預防，讓它不要發病。

1 什麼是阿茲海默症？

1906 年，德國醫師阿茲海默發現了老人癡呆症，因此稱為「阿茲海默症」。症狀初期主要是記憶力和思考能力減退，患者的病情惡化較快，不易辨別方向、語言表達困難，甚至無法辨識親人朋友，最後終至喪失自律能力，導致死亡。

老年癡呆症是美國老人的主要殺手之一。目前美國老人癡呆症患者約有 500 萬人，占全球患者的近 1/3。老人癡呆症的主要患者就是約 65 歲以上的老年人。目前美國 65 歲以上的老年人中，約有 10% 罹患此病；85 歲以上的老年人中，有一半是老年癡呆症患者。

統計顯示，老人癡呆症已經成為 65 歲以上老年人的第 9 大殺手。預計到 2050 年，將會有 1,600 萬美國人罹患此病，這項驚人的數據不得不讓我們正視其嚴重性。

婦女罹患老人癡呆症後，平均只能活 5.7 年，而男性平均只能活 4.2 年。如果就醫則可以延緩病情惡化，但目前尚無治癒方法。

阿茲海默症雖具有家族性，但已知並不是一種遺傳疾病，確切的阿茲海默症成因至今仍不清楚。澱粉斑塊是阿茲海默症的一項病理標記，但研究者目前無法通過活腦組織觀察到這種物質，因為太小（只有約 0.01cm），但透過對患者屍體的腦部解剖可以看到，不過為時已晚。

目前臨床醫師只能依據患者出現的健忘或意識不清等病症來判斷是否罹患了阿茲海默症，所以無法提前預知，通常到有症狀的這個階段時，澱粉斑塊已經在患者大腦中存在 10 到 20 年了。

2 阿茲海默症發生的病因

愈來愈多的證據顯示，錯誤蛋白質的一再堆積，會導致許多疾病，例如阿茲海默症及庫賈式症（人類的狂牛症）。

細胞內有一種名為 Chaperone 的分子，可以修飾蛋白質的折疊方式，防止蛋白質未完成最後折疊構形前，產生錯亂的糾纏。但在這精密且複雜的蛋白質折疊過程，還是有可能發生錯誤。

在病理解剖上，常可在阿茲海默症患者腦部組織上發現的老年斑塊（Senile plaque），而這些斑塊是由 β 澱粉性蛋白（β amyloid protein）所組成的。因此，錯誤折疊的蛋白質團塊堆積被認為與阿滋海默症的病因有所關聯。

此外，粒腺體內 DNA 的突變，亦可能是導致阿茲海默症的起因。研究人員在比較 40 個年齡相當的正常人和 23 個阿茲海默症患者腦部檢體後，發現有 65% 的阿茲海默症的患者在腦部調控粒腺體基因表現的 DNA 上有突變。他們同時發現，腦部基因突變會導致大量細胞攜帶突變基因，可能是導致某些阿滋海默症患者較早死亡的原因。

但是由於樣本數量過於狹小，而且基因突變的比例（65%）並不是很高，所以阿滋海默症和此粒腺體基因突變的真正關係仍待進一步的研究確認。

3 新診斷（1）：分子探針

最新一期的英國《自然神經學》雜誌上刊登，由日本和光市（Wako City）腦科學研究中心的西道隆臣教授利用磁共振造影（MRI）可以早期診斷阿茲海默症的研究論文。

日本科學家所開發的這種新技術，是以常見的核磁共振成像技術為基礎。核磁共振通過人體內自然產生的氫分子成像，而由於周圍環境幹擾，針尖大的澱粉斑是無法通過這種成像技術顯露的。

研究人員於是利用能附著在澱粉斑上的一種無毒化合

物，將該化合物中的一個原子替換成老鼠和人體本身都不會產生的氟衍生物。

然後，將改造後的化合物注射到患有阿茲海默症的老鼠體內，這種物質迅速黏合到澱粉斑上。由於其能夠產生強烈的磁信號，因此很容易在核磁共振成像中顯現。

研究人員報告說，對澱粉斑的成像能夠使阿茲海默症的診斷時間提前很多，為防治這種疾病爭取時間。他們希望在未來對這一技術進行人體試驗。而在此之前，他們還要對這種黏合在澱粉斑上的無毒化合物進行改造，確保其對人體絕對無害。

雖然此探針作用在人與老鼠腦部的表現不盡相同，但是已確認能夠結合在人類腦部病變的位置上。如果這個結合 MRI 顯像的技術在未來能夠應用在人體身上，且正確指出病變所在，這將可協助醫師早期診斷近 450 萬為阿茲海默症所苦的病患，可在未發病前就先預知，而且進行預防。

4 新診斷（2）：驗血

2005 年 2 月 22 日華盛頓大學醫學院霍爾茲曼教授發表研究成果表示，驗血也可以診斷早期的阿茲海默症。

美國科學家最新研究發現，除了在阿茲海默症患者死後檢查腦部組織之外，阿茲海默症也許能通過驗血得到早期的發現和診斷。科學家對實驗鼠進行的活體實驗證明，通過驗血能夠識別動物體內產生的類似阿茲海默症的病變。

目前研究人員已初步建立通過
驗血，判斷動物腦中澱粉狀斑塊含量
的模型。不過，目前還不知道通過驗
血是否也能檢測人腦中澱粉狀斑塊含
量的多寡。如果可行，就可以用在早
期阿茲海默症的診斷上，也將有助於
區分不同類型的早老性癡呆症。此項
技術仍需拭目以待。

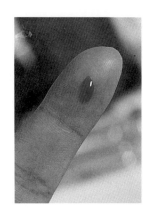

5 新診斷（3）：觀察海馬迴的體積大小

德國科學家利用磁振造影（MRI）技術，首次在阿茲海
默症早期患者的腦內發現了一個特殊現象。研究人員對71
名患者測試後發現，阿茲海默症早期患者的大腦中的海馬
迴，比正常人小7~12%。

他們認為，這想變化雖然非常微小，但對於患者的病
情發展非常具有關鍵性。這一個方法將有助於阿茲海默症
患者的早期診斷，並可能帶出新的療法。

6 新診斷（4）：利用氟-18氟化去氧葡萄糖

利用氟-18氟化去氧葡萄糖（FDG）實行腦部正子斷層
造影的檢查，主要是偵測腦細胞對葡萄糖的代謝活動力。

當神經細胞受到傷害或死亡的時候，他們利用葡萄糖
的能力就會下降，因此可以預先知道，腦部記憶區的神經

細胞到底還剩下有多少功能。

由於人類的神經細胞互助性非常高，因此若不是超過80%的細胞死亡或功能不足，是不會產生任何症狀的，但當患者發生記憶減退的症狀時，就已經有超過80%的細胞死亡，為時已晚。

若能利用葡萄糖代謝能力、分子探針及海馬迴的大小等先進的診斷技術，就能及早診斷阿茲海默症，防範未然。

以筆者的經驗判斷，分子探針技術是能最早期發現病因的檢測技術，而葡萄糖代謝方法則居中，海馬迴大小則最次之。

7 阿茲海默症的治療藥物

目前尚無阿茲海默症的有效治療藥物，而所謂的治療藥品僅能延緩其病症不要惡化，無法根治，詳細說明如下：

A.增加乙醯膽鹼的藥物

以乙醯膽鹼酶抑制劑（Cholinesterase inhibitiors）為主。

目前衛生署通過的藥物有二種，愛憶欣／Aricept（donepezil）和憶思能／Exelon（rivastigmine）。因為這些藥物昂貴，需事先向健保局申請核准，並要符合輕到中等程度的阿茲海默症，才能使用。約有1/3的患者服用後可進步一點或退步慢一點。這類藥物藥效都差不多，如何選擇就看藥物服用的方便性及副作用的多少了。

B.非乙醯膽鹼藥物

這些藥物療效不太明顯，但多少有療效。種類很多，包括 Piracetam（Nootropil）、Hydergine、Gingko Biloba（銀杏）等。目前有一個藥物 Memantine 正在作臨床試驗。

C.減緩阿茲海默症知能減退的藥物

有不少流行病學的資料顯示長期服用抗發炎藥物及停經後女性服用女性賀爾蒙，將來得阿茲海默症的機率較低，但此類藥物在臨床上並無足夠證據，仍在研發之中。

D.研究中的新藥物

(a) 非類固醇抗發炎藥（Nsands）

可以阻止阿茲海默症的持續惡化，並且減少老年斑塊的形成。

但是細胞與動物階段的試驗成功，並不代表可以百分之百的適用在人類身上。因為換算為人體服用劑量，每天必須服用 16 粒非類固醇抗發炎藥，這樣已遠超過一般建議服用之安全劑量。

目前科學家們也已經著手進行，利用專一性的環氧化酵素 COX-2 抑制劑（亦即不會對 COX-1 產生作用）改善阿茲海默症患者的臨床試驗，我們拭目以待。

(b) 基因療法

美國科學家的一項新試驗，證明將阿茲海默症患者的皮膚細胞進行基因改造，再移植到患者大腦中，能夠使患

者腦力衰減的速度顯著放慢。這些皮膚細胞能夠產生神經生長因數，即一種能夠抑制大腦細胞死亡的蛋白質。

　　研究人員將這種能產生神經生長因數的細胞分別注射到患者大腦的 10 個區域。一年之後，這些患者腦力衰減的速度放慢了 50%，而目前最有效的藥物治療也只能將腦力衰減速度減緩 5%。大腦掃描結果顯示，這些患者大腦中的血液流量也比治療前要高，這表示經改造後的細胞在移植一年之後仍然具有活性。

　　不過，由於此次試驗規模比較小，因此關於基因療法尚需要進一步證實。

8　阿茲海默症的新發現

A.耗費心力的工作不易引起老年癡呆

　　阿茲海默症這項疾病和個人追求精神挑戰工作的能力有顯著的影響。也就是說，一份比較耗費心力的工作可以讓腦細胞活動增加，並且讓腦部細胞維持具有抵抗罹患阿茲海默症的能力。

　　一項針對罹患阿茲海默症患者與沒有罹病的正常人的研究計畫顯示，從兩組人在過去 40 年所從事行業的調查發現，沒有罹患阿茲海默症的人在 30~40 歲的 10 年中，比罹患阿茲海默症的人多做一份耗費心力的工作，而且在這兩組人在 40 歲到 60 歲期間所從事的工作也有顯著的差別。

B.早年參與多元的休閒活動不易引起老年癡呆

另一項研究發現，晚年沒有罹患阿茲海默症的人，在年輕的時候都似乎參與了與社交、體能和心智有關的休閒活動，而日常活動與阿茲海默症也具有很大關連。其他的因素，當然還包括適度的飲食和身體的運動等。

醫學小常識

怎樣預防與改善阿茲海默症？

* **預防**

❶ 多參與結合社交、心智和體能的休閒活動。

❷ 盡量找些事做，不要太早退休，退休後，若體力許可，可做些志工活動，可以讓腦細胞活動增加。

❸ 參與新的學習課程（如社區大學），培養新的興趣。

* **保健**

保持適度的運動、多與親朋好友互動、多閱讀書籍、或是簡單的記帳，或從事簡單的買賣交易，讓自己的腦部常思考、多活動，不要停滯。

information

7 | 世界首支口服植物疫苗

美國《全國科學院學報》（Proceedings of the Pational Academy of Sciences，2005 年 2 月）月刊發表一篇有關紐約州水牛城「羅斯威帕克癌症研究所」專家取用普通馬鈴薯，動用基因改造技術，讓馬鈴薯帶有一種來自 B 肝病毒的蛋白質，成為世界第一種口服植物疫苗（Oral plant vaccine），能用來預防 B 型肝炎（Hepatitis B）病毒。

目前全世界有超過 20 億人受 B 型肝炎病毒感染，而 B 型肝炎也是引致肝癌的主要原因。專家估計，每年有超過 100 萬人死於肝癌。因此他們認為，人類食用這種馬鈴薯之後，會啟動人體的免疫系統，再碰到 B 肝病毒時，能加以辨認並消滅，不會導致發病。

實驗中，有 42 名志願者參加食用這種馬鈴薯，結果吃 3 片生馬鈴薯者，其 B 肝抗體上升逾 60%，吃兩片者則為逾 50%。有近 40% 受測者似乎沒出現預期中的免疫反應，但專家指出，即便使用目前已上市的 B 肝注射型疫苗，也有人不會出現免疫反應。

專家指出，現有的疫苗是可以有效地預防肝炎，不過，由於費用較高和使用針筒比較不方便的緣故，因此未能被普遍使用，尤其是未開發國家。但是未來如果有了口服的馬鈴薯疫苗，科學家相信，疫苗會更容易被患者接

受，幫助人類遠離 B 型肝炎的威脅。

由於馬鈴薯疫苗不用冷藏，攜帶方便，而且成本不高，對發展中的國家特別有幫助。科學家是利用基因轉植（Transgenic）的方法，將 B 型肝炎病毒的蛋白質培植到馬鈴薯裡，而此蛋白質會刺激身體的免疫系統製造抗體。科學家現正研究發展不同的植物疫苗，來預防各種傳染病。

筆者要提醒讀者的是，此植物性疫苗只能生吃，不能煮熟，而生吃馬鈴薯口感並不是很好，所以若使用香蕉，則口感較佳，但香蕉保存期較短，因此現在仍以馬鈴薯為主做臨床測試。

① 新發現（1）：基因改造馬鈴薯可抗病蟲害

加拿大科學家 2005 年發現轉植南美樹蛙（Phyllomedusa bicolor），其皮膚所分泌 Dermaseptin B$_1$ 之基因，來改造馬鈴薯可以防止晚疫病（Late blight）與各種腐敗病（Dry rot and pink rot）。

這種生長在熱帶雨林潮溼悶熱環境的南美樹蛙，其皮膚所分泌的 Dermaseptin B$_1$ 具有抗菌力，可抑制大多數的黴菌，以及細菌（馬鈴薯病害細菌）的生長。

這種基因改造馬鈴薯可以幫助開發中國家的農民減少農藥使用，並增加產量，防止已收成馬鈴薯在儲存時腐壞。他們相信，同樣的基因也可以轉到其他作物，如小麥、大麥或甘蔗等。研究者稱研究結果顯示，Dermaseptin B$_1$ 是安全的。馬鈴薯經基因改造後，亦無不良後果。

　　不過比利時植物分子遺傳學家 Messons 表示，使用產生毒素的基因研發基因改造作物，在進行之前應先研究該毒素的安全性，包括 Dermaseptin B_1 是否對人與動物具毒性？是否可被人體或動物代謝或分解？儘管研發者稱基改馬鈴薯的 Dermaseptin B_1 含量低，但仍不可忽視長期食用後所累積的影響。

　　Messons 建議，基因改造馬鈴薯的研發應往「被感染時轉植基因才表現」（Inducible expression），以及「轉植基因只表現在馬鈴薯外皮」（Tissue-specific expression）的目標來發展，消費者在食用前可以將皮削掉，進而改善食用安全性，是相當具有創意。

② 新發現（2）：基因改造作物可提煉貴重金屬

　　美國德州大學埃爾帕索分校（the University of Texas-E₁ Paso）進行一項研究，將基因改造苜蓿種於含黃金的土壤（Gold-rich soil）。結果發現這些基改植物的根與芽含有奈米微粒金元素（Gold nanoparticles），其物理性質與利用傳統方法產生者相似。

　　科學家們早已熟知，植物可以利用根來吸收土壤中的養分及礦物質。此一新發現意味著，可以利用基改植物來提煉白金（Platinum group metal）。

　　這個研究啟發冶金工業可發展基改作物生產黃金、白金、銀等貴重金屬。未來若發展成功，不僅可以節省採礦

冶礦費用，對於環境而言，更是一個溫和的效應。

③ 什麼是基因改造食品？

傳統農業解決不了人口激增後的糧食問題，此外還有機械耕作、石化能源動力、化肥農藥、生長激素的使用等環保因素，為了使農畜產品的供食比率提高，科學家們開始應用現代生物技術來研發特性改良的基因改造生物，希望對消費者與農民都有好處。

以經過遺傳工程改變了基因組合的農作物為原料，製造或加工而成的食品，就是基因改造食品。

基因工程成了現代農業發展的新趨向。但是，生化學家也開始發現，運用基因改造生產出來的動植物製品，也可能影響人類的健康。

A.基改食品的問世

從 1990 年代開始，現代生物科技已應用於食物生產方面。美國食品及藥物管理局（FDA）於 1992 年准許第一批基因改造食品在美國本土販售。此後 8 年裡，基因改造作物在農場裡隨處可見，這些作物包含黃豆、棉花、大豆……等等，基因改造作物堪稱農業史上最有效率的新科技。

1994 年美國卡爾京（Calgene）公司的佳味（Flaversavr）番茄，是首批獲准上市的基改食物。由於佳味番茄裡產生促進熟軟酵素的 PG 基因被抑制，所以質地較堅實，可減少採收、運輸、加工處理過程中碰傷變質，因而保存風味。

但佳味番茄目前已經停產。

　　基因改造食品在 1999 年底時已經有 60% 的市場佔有率。基因改造食品在美國成為政府和企業大力推廣的新科技，也極力拓展市場，成為基因改造食品的世界領導者。

B.市面上的基改食品

　　最早發展基因工程農業上應用的是美國的大型農藥製造公司。而最早改變這些農作物的基因的目的是在防治病蟲害，但同時也衍生了食品安全的問題。發展迄今，則是為了提高與改善食物的供需。

　　基因改造食品在市面上出現的方式有以下三類：

- 原料型態的食品：即食品本身含有新基因，如耐除草劑的基因來改造大豆。

- 初級加工型態的食品：例如由基因改造大豆，經簡單加工而磨成的豆漿。初級加工的食品還含有基因/DNA成分，能輕易檢測出是否含有基因改造成分。

- 高度加工型態的食品：例如以基因改造大豆為原料，經複雜加工程式精製純化的大豆油。高度加工後的食品通常已經不含完整的基因成分，以目前的檢驗技術不易分辨出是否為基因改造食品。

C.基因改造食品發展的三個時期

　　基因改造食品發展的過程可大約分為三個時期：

- 第一代：運用基因工程技術發展抗除草劑、抗蟲害的農作物。

- 第二代：為了提高食品營養成分以及加強口味。
- 第三代：企圖運用在疾病預防與治療上。

4 基改食品有哪些？

目前世界上已商品化的基因改造食品有：大豆、玉米、棉花、油菜（Canola）、馬鈴薯、木瓜、稻米、番茄、小麥、甜菜、南瓜、菊苣（Chicory）、亞麻（Flax, linseed）、甜瓜（Melon）及葵花（Sunflower）。

但是各國對基因改造食品的核可，則視各國法律規定，以及審查進度而有所不同，因此並非上述每一項食品在各國都獲准上市。

目前市面上最常見的基因改造食品，是來自經基因改造的大豆和玉米。經基因改造的大豆可加工製成醬油、大豆粉，或用來製造餡餅、食用油及其他豆類食品；經基因改造的玉米則可加工製成玉米油、麵粉或糖漿，再用來製造零食、糕餅和汽水。

5 哪些國家生產基改作物？

統計顯示，基因改造大豆、玉米、油菜與棉花，是目前全球的四大基因改造作物。而美國則是生產基因改造作物最多的國家，基因改造作物已成為近幾年來的種植主流了。此外，加拿大、阿根廷、巴西、中國、印度、南非、西班牙、澳洲等國家也已經種植基因改造農作物。

統計顯示，截至 2003 年為止，全球共有 18 個國家約 700 萬農民種植前述四大基因改造作物，總種植面積達到 6,770 萬公頃，超過全球總種植面積的 1/4，預估產值已超過 45 億美元。

6 基改食品衍生的安全問題

A.產生毒素

基改作物自體產生的毒素會殺死害蟲，但人類無形中可能大量地吃進，如：馬鈴薯、玉米等基改食物的毒素，安全問題令人擔憂。

B.基因工程技術的誤失

如果基因在植入作物過程中鑲錯了位置，可能會引發很大的傷害。美國就曾發生因基因工程製造的健康食品出問題，導致死亡的例子。

C.超級雜草的出現

基改作物對除草劑有耐受性，農民在噴灑除草劑時無形中使用過多劑量，容易增加作物的農藥殘留量。這種強力用藥容易產生具抗藥性的雜草，日後可能出現任何除草劑都無法防治的大量雜草，將會是生態的大災難。

嘉磷賽除草劑至今已被農民使用了 30 年，但可能雜草也偷取了基改作物的某段基因，導致嘉磷賽除草劑的使用量大增。 1955 年，全球嘉磷賽除草劑使用量為 5,000 公噸；

但到了 2002 年時，全球嘉磷賽除草劑的使用量已到 30,000
公噸，增加了 6 倍之多。

　　科學家目前已經在田間發現 15 種嘉磷賽殺不死的雜
草，包括黑麥草（Ryegrass）、旋花類野草（Bindweed）、牛筋
草（Goose grass）等最普遍可見的雜草，及本來就存在耐嘉磷
賽除草劑之雜草品種。

　　科學家警告農民，應該變更除草策略，不要持續且只
使用嘉磷賽，否則當嘉磷賽雜草全面蔓延開時，嘉磷賽的
除草效能將化為烏有。

7 基改食品的食用安全

　　基因改造食品安全的風險評估，未來應該繼續照著聯
合國食品法典委員會（Codex）制定的原則來做，可能的
話，上市後所進行的市場監測，也將是安全評估的一環。

　　基因改造食品的食用安全性調查評估有以下項目：

- 是否有直接影響人體健康的毒性成分？
- 會不會有特別的蛋白質造成人類的過敏反應？
- 營養和毒理比較重要的成分，必須標示與監控。
- 插入的基因是不是穩定，會不會產生突變？
- 食品營養特性有沒有變化？
- 任何其他非預期的影響或改變。

8 台灣對基改食品的控管

目前各國規範制度不一樣，許多國家還沒有建立管理制度；已經立法管理的國家，主要著重在保護消費者的健康風險。由於各界對基因改造食品爭議不休，未來的規範仍然會繼續演變發展。

台灣衛生署藥物食品檢驗局自 2002 年度起，每年度皆針對市售含黃豆、玉米食品是否標示有「非基因改造」、「基因改造」或未特別標示者進行調查。

我國基因改造食品強制標示分三階段逐步實施。 2004年起擴及初級加工食品，衛生署與地方衛生機關合作，逐年改進對民眾宣導，並加強對業者稽查與輔導。 2004 年起產品符合標示規定情形已大幅改善，有 80% 的調查產品均能符合規定。

9 耐抗生素基因是否會影響人類健康？

在基因改造過程中，耐抗生素基因常被用來識別哪些能夠成功轉移的基因。有人擔心這些基因會從基因改造食品轉移至人類腸臟的細菌，致使這些細菌產生耐抗生素的能力。事實上，這個可能性很低。因為要有很多複雜及不大可能發生的事件連續發生，才會造成該基因轉移。不過，現行的做法是採用其他方法，避免採用耐抗生素基因作為標示基因。

世界衛生組織和聯合國糧食及農業組織，勸戒業界不要使用醫療常用的抗生素作為標示基因。

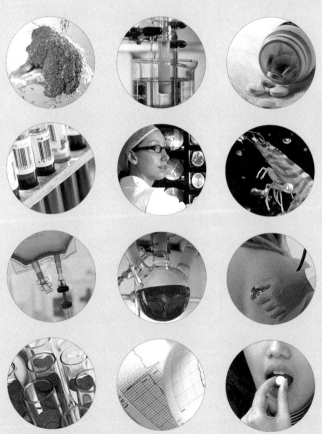

Part III

醫學再生新科技

1 | 晶片植入技術喚醒植物人

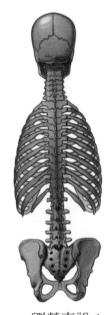

根據 2005 年 3 月底國內各大媒體的最新報導，台灣中山醫學大學附設醫院腦脊椎神經外科主任劉榮東，利用美、日的晶片植入頸椎交接處技術加上電刺激，一年來為 12 名植物人進行電刺激治療，興奮腦細胞，達到腦細胞迅速修復的功能。結果有 6 名甦醒，甦醒率達 50%，這一項新的技術為全台四千多個植物人和家屬帶來新希望。

其中一位擁有碩士學歷的植物人患者陳瑩楨甦醒後，感性地說：「當我醒來的第一個感覺是，好想找媽媽。」

劉榮東說：「晶片植入頭、頸部治療的原理，是將晶片當成導體，接上脈衝器，導入電流，利用電刺激腦部讓腦細胞重新活過來，1982 年由美國發表，但美國主要用來治療帕金森氏症，日本則將技術轉為治療植物人。」他還說：「這項植入晶片治療費用雖然高達台幣 40 萬元，但卻是植物人的另一個機會。」

根據內政部統計資料顯示，台灣去年全國植物人約 4,511 人。這些植物人中，80% 是機車肇禍所造成。台灣地

區每年約增加近千名植物人，如果以一年 1,000 人計算，十年就有一萬人，這是非常驚人的數字，不容我們輕忽。

此次劉榮東醫師使用電刺激法治療植物人，事先並未申請臨床試驗，已引起衛生署關切。而由於有 6 位植物人甦醒，讓其他植物人的家屬也都要求一試，且期望健保能夠給付治療費用 40 萬元。

筆者認為，雖然劉醫師未向衛生署申請核准是不對的，但是衛生署也該檢討是否手續流程太過麻煩，導致醫師不願意申請，因此也有改進的空間。

1 植物人的治療

目前醫界對植物人的治療並沒有最佳的療法，大部分是採取支援性治療。

此次晶片植入手術的方法，是在患者頸後顱骨與頸椎交界處切割約 8~10 公分開口，將晶片植入皮下固定後接上電線，再將電線與脈衝器從皮下置入胸前。接著脈衝器不間斷地發出電流，經由電線傳至晶片，晶片持續刺激中樞神經，不斷地促進腦細胞復活，喚醒植物人意識。手術時間大約要 3~4 小時。

劉榮東表示，任何腦部手術後患者必須在一個月內清醒，否則醒來的機率只剩 10%，三個月內沒有清醒，就幾乎會成為植物人。

晶片植入手術加上電刺激，國外統計甦醒率不到50％，要追蹤多久才算失敗也沒有定論，植入費用40萬元也要自己負擔，使得這項手術一直無法普及。

另外，劉榮東也提出適合使用此法的植物人，例如：

- 腦受傷或非外傷因素喪失意識。
- 手術後３個月仍未清醒者。
- 一氧化碳中毒急救７天後，仍無法恢復意識者。

而昏迷不超過半年及40歲以下患者成功機率較大，對電刺激敏感者治療效果較佳。

此次中山附醫召開的記者會中，邀請了三名甦醒者現身說法：

27歲的陳瑩楨。一年前洗澡時一氧化碳中毒，經過20次高壓氧治療仍未清醒，後來嘗試植入晶片治療後第84天清醒。她也是植入晶片患者中唯一因一氧化碳中毒的個案。

22歲的張聖平。車禍導致顱內出血和缺氧性腦病變，腦外傷手術後三個月，都未清醒，植入晶片後第107天，他會眨眼和握手，讓張母很開心。現場張聖平高興的舉手跟大家打招呼，還說他最喜歡吃的東西是「麥當勞」！

23歲的陳柏村。剛退伍，車禍，昏迷94天，和母親相依為命，車禍造成他顱內出血昏迷，陳母感動地說：「一定要讓所有人知道有這種療法！」

② 什麼是神經細胞？

人的頭腦是由數以百億計，專門傳遞訊號的神經細胞
（又稱為神經元）所組成的。當位於細胞表面的受體接收到神
經傳導物質時（細胞間訊號屬化學訊號），神經細胞內便會產生
動作電位以傳遞訊息下去（細胞內訊號屬電訊號）。

神經細胞和其他細胞不同的特點是神經細胞會從本體
（Cell body）處長出觸手狀的組織，稱為軸突（Axons）和樹突
（Dendrites）。樹突負責將資訊帶回細胞；而軸突則是負責將
訊息傳遞出去。

同時，神經細胞會利用化學物質和電訊號與其他細胞
溝通。神經系統可分為中樞神經系統（CNS）及周邊神經系
統（PNS），而中樞神經系統又分為腦和脊髓。另外，周邊神
經系統則分為感覺神經（傳入）和運動神經（傳出）。

3 神經細胞有哪些功能？

每個人的腦中實際活動的神經細胞數目，決定了一個
人的聰明程度與記憶力。因此，要多動腦才會更聰明。

人體藉由腦神經細胞與外界進行互動，除了維持基本
生存功能的神經外，人腦尚負責許多重要的高階功能，如
動作的協調與指揮、意識、學習、記憶及情緒。

4 引發腦部疾病的原因

A.先天或遺傳因素：
包括了腦性麻痺、弱智等各種腦部疾病，是由神經系

統發育受阻，神經細胞參與腦功能活動的數量減少，或是神經發育不良，神經元功能降低所造成的。

B.感染中毒或外傷：

這是由於神經細胞損傷，引起神經功能降低所造成的。例如，神經性耳聾、脊髓損傷、植物人，或是青少年吸食毒品等。

C.腦部老化：

這是神經系統隨年紀產生變化而造成的。較常發生在中老年人身上，如腦萎縮、老年性癡呆、帕金森氏症等，均屬於神經細胞功能減退，過早衰退所致。

5 神經細胞，電一電長得好

就像重新發動汽車一樣，想要讓受傷的神經重新生長的方法是去電一電它們。

一個新的研究顯示，電流能夠刺激胚胎神經細胞的生長，用在成年人身上的神經細胞上也可能大有可為。

在發育胚胎中的神經必須從脊椎或腦中找出它們長距離生長的路徑。神經的「生長錐」（Growth cone）會在生長的路途上遇到各種導引分子，這就告訴了它該往那個方向走。然而愈來愈多的證據顯示，神經傳導的電訊號也在幫助它們選擇正確的路徑。

加州大學柏克萊分校的華裔科學家蒲慕明說道：「我們懷疑電活動有可能影響了導引的行為。」因此蒲慕明的研究

小組利用青蛙來驗證他們的懷疑。

他們傳送短暫的電流至培養中的青蛙神經細胞。當受刺激的神經細胞受指引要改變生長方向時，它們的行為與未受電刺激的細胞完全不一樣。本來正常不會反應的訊號卻促使它們生長，使神經退縮的訊號則把它們引向前。

「電刺激能改變生長錐的方向」另外一個研究青蛙神經細胞導引的劍橋大學教授 Christin Holt 同意道：「電刺激可以刺激神經細胞生長。」

然而，Holt 並不相信神經細胞在正常的發育時，會利用電脈衝來導引方向。在它們發育完全前，生長中的神經細胞只有低層度的自發電活動。她說道：「我們還不知這是否對引導它們是重要的。」Holt 認為，在發育時生長錐會遇上許多想要控制其生長不同的大小與方向的訊號。她相信電刺激只是其中一樣。

儘管如此，蒲慕明等人的研究，對瞭解受傷後的神經再生可能是重要的。不像胚胎中的神經細胞，受損的成年神經細胞不會再長回去，部分原因可能是因為特定的分子，在受傷處已不再由身體所生產。蒲慕明認為，電脈衝可能是促進神經再生的有效方法。

6 國內晶片植入療法的施行

根據日本所開的「植物人國際大會」提出實證，日本利用晶片植入療法讓植物人清醒的成功率有 40%；而台灣

方面，根據目前中山醫學附設醫院所做的 12 個個案中，最快清醒的案例只需要 107 天。而日本所做的案例中，最長的清醒時間是 7 年。

　　晶片植入療法於 1999 年引進台灣，依據當初之申請用途只能用於胸椎、腰椎、尾椎，而且是用在治療疼痛，並非用在治療植物人。而對於植物人療法必須用於頸椎，亦尚未被核准。

　　雖然現行直接利用晶片植入療法醫治植物人，衛生署認為將會違反醫師法第廿五條第五款，且政府對於該療法是否開放亦還未進行討論與研議，但請想想植物人家屬的心情，研議每緩一刻，植物人清醒的機會就減少一分！

　　如果植物人病患昏迷時間在 6 個月內、40 歲以下腦功能還未退化，且生命跡象穩定，其療後的清醒成功率高達 80%，醫療時間愈往後延，清醒成功機會就會愈低。

　　救人如救火，筆者與立法委員賴士葆應植物人家屬要求，於 2005 年 5 月 13 日，假立法院召開「拯救植物人」公聽會。請衛生署儘速核定准予晶片植入療法，不要讓官僚扼殺植物人的最後一線生機。

2 │ 細胞移植拯救脊椎受損者

　　美國科學家於 2004 年召開記者會說明，他們以一種新的三合一綜合療法可讓癱瘓老鼠恢復 70% 的行走能力，被視為是脊髓受損研究的一項重大突破，讓脊髓受損患者可望站起來。

　　脊髓損傷的直接原因，是位於脊柱內的脊髓受到創傷或疾病的損害，使脊髓損傷部位以下的軀體其運動、感覺、自主神經等功能，特別是馬尾神經功能出現完全或不完全性障礙，導致肢體不能動，沒有感覺，大小便失禁。如果受傷的部位是在頸椎，則會影響到上下肢的功能。

　　脊髓損傷的治療研究和功能康復雖然一直是一個重點，但至今仍然沒有令人滿意的方法。許旺氏細胞移植（Schwann cell grafts）的研發，卻帶來了一線曙光。

　　主持此項研究的邦吉醫師（Dr. Mary Bunge）表示，邁阿密大學醫藥學院治療癱瘓的計劃，開啟了治療人類脊髓受損的新方向。

1 許旺氏細胞移植（Schwann cell grafts）

　　脊髓旁佈滿了許多神經細胞，負責在腦部和肌肉間傳遞訊息。

　　當脊髓受傷時，神經細胞間的聯絡網路遭到切斷，會

導致癱瘓。早期科學家認為神經細胞是不會再生的，但現在已知會再生，但是速度慢且面積小。

然而，如何讓神經細胞再生速度變快、面積變大，把神經間的聯絡網路重新銜接起來，一直是脊髓研究科學家所追求的最高目標。

邦吉醫師（Dr. Mary Bunge）和已過世的丈夫一生致力於許旺氏細胞移植（Schwann cell grafts）的研發，並成功發展許旺氏細胞在體外培植、增生的技術，治療損傷的脊髓。

不過，能在周邊神經產生再生功能的許旺氏細胞，移植到中樞神經後，卻被抑制不能發生作用。研究人員說，他們以數百隻胸廓部位脊髓受到壓傷的老鼠研究，受到這種傷害的老鼠主要會失去控制腿部的能力。美國約有24萬多名脊髓受傷的患者，主要都是這類型的傷害。

研究人員把末梢神經的鞘膜細胞（即許旺氏細胞，是微小膠細胞的一種）移植到脊髓受傷部位，刺激傳遞訊息的神經軸突的再生，重建細胞間的橋樑。

鞘膜細胞也可製造髓鞘質，隔離保護神經纖維。先前研究發現，移植鞘膜細胞可促進脊髓受傷部位新神經纖維的再生，但很快就停止了。

2 新三合一療法

為了解決神經再生很快就停止的問題，邦吉醫師採取了複合療法。把這種許旺氏細胞移植法與另兩種療法併

用，成為「新三合一療法」。

第一種療法是注射抗抑制藥物——環核苷酸（cAMP）。

環核苷酸是導引神經細胞長出銜接纖維的資訊分子，可在神經細胞受抑制的環境中，引導軸突成長；另一種療法是注射預防環核苷酸分解的藥物 Rolipram。邦吉醫師說：「環核苷酸存在愈久，成效就愈好。」

Rolipram 是德國先靈藥廠研發的抗憂鬱劑，目前還在研究是否可用來治多發性硬化症。此複合療法可阻止神經纖維繼續死亡，並可促進新纖維的成長、愈過受傷區域。

當研究進行 8 週後，未接受治療的老鼠雖可斷斷續續地走，但無法一步接一步地走。接受治療的老鼠則恢復了 70% 的行走能力，牠們可持續地走，行動控制和協調能力也都較佳。不僅如此，治療組的老鼠身上的組織也較多，顯示這可避免一般脊髓受傷者通常會出現的二度組織喪失情形。治療組老鼠移植細胞部位神經纖維增加了 5 倍。

邦吉醫師興奮地表示：「這項研究成果對人類脊髓損傷的治療帶來新的可能性，並對進入人體實驗深具信心。」

3 人體試驗的成果

除了上述三合一療法外，美國食品及藥物管理局曾在 2000 年批准了一項有關脊髓損傷治療的人體試驗。

這是由普度大學研究人員開發出的一種可植入人體，並產生電場的振盪場電刺激器（Oscillating Field Stimulator,OFS）。

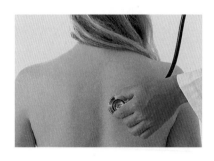

其被認為對脊髓損傷患者有安全的治療作用，並能被良好耐受，可以改善脊髓損傷患者的運動和感覺功能。

印第安那大學醫學院的神經外科教授Scott Shapiro博士用振盪場電刺激器對10個完全脊髓損傷患者進行治療試驗，並將結果刊登於美國《神經外科》期刊上。

這些患者分別在第5~10胸椎之間存在脊髓損傷，但核磁共振檢查沒有發現脊髓橫斷的證據。

研究人員通過小手術將振盪場電刺激器埋植入損傷部位附近，產生電場，刺激神經再生。手術後6個月發現，經振盪場電刺激器治療後，10名患者的輕觸覺、針刺感覺和運動功能有了顯著的改善，甚至一年後仍在進步。此外，患者的一個或更多肢體恢復了誘發電位。

Scott Shapiro博士說：「這是一項很有前導性的研究，因為有些患者的下肢末端已經重新獲得感覺及運動功能，只是還未能達到無輔助而能站立的地步」。

Richard Borgens博士說：「振盪場電刺激器無法治癒人類的癱瘓，但卻有增進其機動性及運動技巧的效果」。

研究人員認為，雖然這不是一次完全成功的試驗，尚有許多問題有待深入研究，但是初步結果是肯定的。

　　正是基於這項發現，FDA 批准使用該裝置繼續進行相
關的脊髓損傷治療試驗，目前正篩選截癱患者進行第二輪
人體測試。更可喜的是，台灣已將此法擴大應用到治療植
物人了！

4 神經細胞的新培養法

　　日本東京大學醫學科學研究所教授高橋恒夫，於 2002
年 4 月，首次用胎盤間葉幹細胞成功培養骨細胞和神經細
胞，為來建立廣泛提供細胞組織的再生醫療庫拓寬道路。

　　間葉幹細胞一般生長於骨髓裏，這已廣為人知，而高
橋恒夫教授獨具慧眼，在為胎兒提供營養和羊水的胎盤絨
毛部位找到了它，相當難能可貴。

5 神經軸突的再生

　　美國紐約大學的瑪麗.T.費爾賓博士及加州大學的阿蘭.I.
巴斯包姆博士，在 13 日出版的《神經雜誌》(2002 年 6 月) 報
告，宣布在豚鼠活體實驗中成功地實現了環核苷酸細胞的
植入，並促使損壞的軸突開始再生。

　　研究者將具備促進神經細胞再生功效，簡稱為環核苷
酸的細胞分子植入實驗的豚鼠體內，成功地使得受損的細
胞與脊髓再次連接，並促使損壞的軸突開始再生。

　　他們完成的是神經軸突的再生，但還不能保證能使豚
鼠完全恢復失去的各項生物功能。

然而另一項重要的疑問是：它能在更複雜的生物體內部起作用嗎？

按照神經修復研究發展速度，醫界樂觀地期待著，未來 3~5 年內，成熟的神經細胞移植或修復技術將可以成功地施用於臨床治療。結果，事實證明新的三合一療法現在已應用於人類脊椎損傷患者。

6 神經細胞再生的阻礙

美國馬里蘭州約翰・霍普金斯醫學院的羅奈爾得・L・舒那博士的一項探索神經細胞再生的研究，將焦點對準了受損神經細胞的修復。他們發現了神經細胞內部，阻止細胞在受損後重新再生的的一個重要分子——神經節苷脂。

神經節苷脂的作用就是充當一種抑制 MAG 感受器的物質，如果把後者（MAG）比做一棟大廈中的消防系統，則前者就是敏感的監視傳感裝置。一旦兩者接觸，後者就會啟動名為 Rho 的訊息渠道，發出信號阻止神經軸突的再生。

舒那博士以及其研究小組在試驗中，成功地通過改變神經節苷脂的基因，防止它阻礙神經細胞的再生。實驗結果雖令人振奮，但這樣的成果只是基礎學科性的，並不能立即對現有醫學產生任何影響。

簡單地說，只要拿掉阻止神經細胞再生的物質，就能促進神經細胞再生。

7　中藥能促進神經細胞再生嗎？

　　中國廣東省科技廳曾對廣東高明腦病醫療醫藥研究院院長李子中教授的經驗方「促進腦中樞神經細胞再生」的研究驗方，進行了臨床鑑定。

　　專家們一致認為，該項研究達到國際領先水準。此研究已通過廣東省科技廳、衛生廳科研成果鑑定。並得到中國藥科大學、廣州中醫藥大學、中山醫科大學、北京醫科大學、蘭州醫科大學等科研單位的支援和協助。

　　這項「促進腦中樞神經細胞再生」的研究實驗顯示，中藥可以直接透過血腦屏障，作用於神經元。中藥對於缺血、缺氧狀態所導致的中樞神經細胞損傷保護率，以及死亡抑制率達93%，對於中樞神經細胞的增生率則達63.9%。

　　這項研究證明，中樞神經細胞具有生長發育、損傷修復、抑制死亡、增殖再生的功能。由於部分受損傷的神經細胞並沒有完全死亡，因而被稱之為休眠狀態。

　　只要提供這些受損的神經細胞足夠的養分，改善缺血缺氧狀態和代謝障礙，便可促進殘存神經元的再生以及功能的發揮，使處於休眠狀態的神經細胞及受損神經細胞復活，進而調動大腦的潛能，治療複雜的腦病。

　　如先天性腦麻痺、腦血管病後遺症，及顱腦創傷後遺症患者，能夠再度站起來走路；神經性耳聾的患者可能重新恢復聽力；老年癡呆患者也可以減緩智力退化。由此得知，中醫在治療腦病方面也可以彌補西方醫學的不足之處。

醫學小常識

怎樣好好顧腦？

　　成人的腦部，每分鐘約有 1000cc 的血液流過，這是佔心臟每分鐘出血液量（約5000cc）的 20%。也就是說，僅佔體重約 2%的腦部，居然需要 20%的血液供應，可見腦部功能是與全身的功能有著密切關係的。

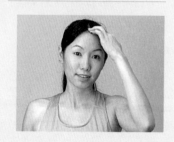

　　為了要好好照顧頭腦，除了須維持正常的腦部血液循環外，還要有一個健全的新陳代謝狀況與內臟功能，更要避免不必要的藥物服用與吸菸、酗酒或吸毒。

information

3 | 帕金森氏症的幹細胞療法

2005 年初的墨西哥國立自治大學的科學家在美國《科學雜誌》上發表，他們利用老鼠胚胎幹細胞（HESCs）治療老鼠帕金森氏症取得初步成功。

研究人員在試驗中，先為 6 隻老鼠的大腦指定部位注射一種毒素，使老鼠患上帕金森氏症。然後，他們再利用老鼠的胚胎幹細胞培育出能分泌多巴胺（Dopamine）的神經元細胞，並直接將其植入這些老鼠的大腦受傷部位。科學家隨後發現，這些老鼠的中樞神經細胞逐漸修復，帕金森氏症的症狀得到了緩解。

研究小組指出，胚胎幹細胞在他們的主導下，能夠有控制地生長，並能產生大量具有特定功能的神經元細胞。這種神經元細胞能治療老年癡呆症和帕金森氏症等疾病。

此外，日本研究人員曾在美國《臨床檢查雜誌》，公佈利用胚胎幹細胞可以治療帕金森氏症。報告說，他們利用猴子胚胎幹細胞，治療猴子帕金森氏症取得初步成功。

據悉，台灣的慈濟醫院林欣榮院長，早已進行利用胚胎組織中的多巴胺細胞移植，治療帕金森氏症。但因胚胎組織取得不易，且有倫理上的爭議，因此慈濟醫院最近新建立多巴胺幹細胞培養中心，期望能源源不絕提供細胞，以解決倫理上的爭議及來源不足的問題。

　　讀者一定搞不清楚胚胎幹細胞、胚胎組織及多巴胺幹細胞三者的差別在哪裡。

　　簡單地說，當精子碰上卵子變成受精卵時，只是一個細胞，若此細胞能一直長大變成胎兒，則須經過一變二，二變四，四變八地不斷分裂。而且隨著細胞數目的變多，有些特定的細胞就會變成組織（分化），例如神經組織。而神經組織中也會進行分裂讓神經細胞數目變多（分裂），而此最原始的、最早期的神經細胞，可以分化成任何的神經細胞（視神經、運動神經、記憶神經……），就叫做神經幹細胞，然後由神經幹細胞再分化為特定的多巴胺神經細胞。

　　因此墨西哥及日本是使用胚胎幹細胞，亦即是受精卵長大至短短的幾日天內，尚未變成任何特定的身體組織前的細胞，也就是可以變成任何體細胞的「萬能細胞」。

　　早期林欣榮教授所使用的多巴胺細胞，則是受精卵已長大到好幾個星期以後，從已成型的胎兒腦部拿下可辨識的多巴胺神經細胞。因此，有倫理上的爭議，且來源有困難，不可能有那麼多流產的人。

　　現在慈濟醫院能在實驗室培養多巴胺幹細胞，則是一項進步。但由於是已分化成神經細胞，所以無法再變成骨骼或心臟細胞，所以只能叫做「千能細胞」，而非萬能。

　　以電影「回到未來」揚名國際的好萊塢演員米高‧福克斯，還不到40歲就得了通常只有60歲以上才會罹患的帕金森氏症，患病時間長達7年，讓廣大影迷深感驚訝。

　　根據調查，帕金森氏症發生的比率約為千分之 1.5，但如果只計算 65 歲以上之人口時，比率高達 1%，這些患者平均發病年齡約為 55 歲。然而，近年來發病的年齡層有下降的趨勢，從 20~40 歲的年輕人，也約佔所有帕金森氏患者 5~10% 的比率。在台灣，帕金森氏症患者的數目估計約為 4 萬人左右。

1 什麼是帕金森氏症？

　　帕金森氏症是西元 1817 年由英國的詹姆士・帕金森氏醫師首先發現的。

　　他發表了一篇名為〈顫抖性癱瘓〉的論文中，敘述了病患的某些症狀：靜止性顫抖、傴僂、碎步及向後跌倒。他並注意到，患者的病況會隨著時間而逐漸惡化。

　　之後，另一位法國醫師賈克，再加進了僵硬、手寫字體變小及潦草等症狀，且將此病命名為「帕金森氏病」，以紀念詹姆士・帕金森醫師。

2 帕金森氏症的病因

　　腦部負責運動的多巴胺神經細胞死亡，是造成帕金森氏症的主因，一旦喪失程度達到 80% 時，就會開始出現一些症狀，如四肢顫抖、肌肉僵直、面無表情、行動緩慢等。

　　80~85% 的帕金森氏症患者的造成原因是不明的。如果

從性別、職業、社會、經濟階層、飲食、感染源、環境污染等各方面的探討，目前並未能發現特殊的致病因素。此外，從核子醫學的研究發現，單側紋狀體多巴胺含量的減少會導致對側肢體的抖動，而蒼白球區多巴胺含量的減少導致雙側的抖動症狀。

有人認為，運動神經細胞不正常的自行死亡是帕金森氏症的原因，因此科學家致力找尋引發其自行死亡的誘因，但目前尚無具體結果。也有人認為與細胞老化死亡有關，而老化的機制雖尚待更進一步釐清，但一般認為，自由基所造成的氧化壓力是讓細胞老化的元兇。

2006 年 6 月 22 日，世界知名期刊《科學雜誌》發表了一篇文章，是由美國國際科學院院士 Dr. Susan Linduist 所領導完成的，她發現了帕金森氏症的致病機轉，主要是由於名為 α-Syn 的蛋白質不正常扭曲後，沈積在神經細胞上，而造成細胞內的蛋白質傳送產生問題，進而造成死亡。

當然，也有人懷疑基因的問題，是不是遺傳上先有致病的因數，而再由環境引發了該因數的作用呢？

最後，也有些化學毒物（錳、一氧化碳、甲醇等）、腦炎（1919~1926 年間全球流行的嗜睡性腦炎，電影「睡人」即是說明此項疾病）或腦外傷的後遺症，都有可能是帕金森氏症的病因。

3 帕金森氏症的症狀

帕金森氏症會影響大腦中控制運動的部分，所以一些

原本簡單的動作，像是講話、走路、吞嚥、寫作等，都會
受到影響。此外，還會發生不自主的顫抖、肌肉變得僵
硬、主管動作機能喪失、面無表情、動作無法執行、複雜
的肢體動作行動緩慢等症狀。

　　一些知名的人物如拳王阿里、名佈道家比利葛拉罕、
鄧小平，及國內著名音樂家李泰祥等，都是帕金森氏症的
患者。

4 帕金森氏症的治療

　　分為藥物治療與移植手術兩類：

A.藥物治療

(a) 抗乙醯膽鹼類藥物（Anticholinergics）

　　使用抗乙醯膽鹼通常是用來治療帕金森氏症早期階
段，這類藥物如 Atropine 、 Scopolamine 。這兩種藥用來治
療帕金森氏症至少有 100 年的歷史。此類藥物對於帕金森氏
症的顫抖以及僵直有顯著的治療效果。

(b) 左多巴（L-Dopa）

　　依據統計資料，利用左多巴治療帕金森氏症的初期約
有 75% 的患者改善了肌肉僵直及主管動作機能喪失情形。
治療 6 年後會有失效的問題，所以醫界必須尋求其他的治療
方式。目前最熱門的就是移植胚胎幹細胞。

(c) Sinemet

此為左多巴和 Carbidopa 一起合併使用治療帕金森氏症的藥。以 Sinemet 作為治療帕金森氏症的治療效果比左多巴快而明顯，並且有較少的副作用產生，因為 Carbidopa 會阻止左多巴在血中代謝掉，進而使得較多的左多巴進入腦中。

(d) 其他

如 Selegiline（Deprenyl），可抑制腦中的單氧化酶，使多巴胺的量增加。而 Bromocriptine（Parlodel）此藥治療的效果則與左多巴類似，副作用也相似，若與左多巴一起使用，可達到最佳的治療效果。

B.移植手術

如前所述，胚胎幹細胞植入患者大腦，讓大腦細胞再生，取代原本已壞死部分，治療帕金森氏症。

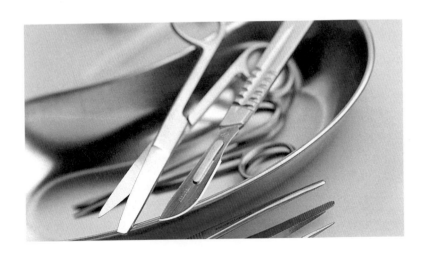

4 | 癲癇發病機制新說

　　美國科學家在近期的《自然醫學》（2005 年 8 月）雜誌上
報告說，研究表明引發癲癇病（Epilepsy）的最根本原因之一
是：大腦中的一種神經膠質細胞出現了異常，進而造成其
大量分泌麩胺酸（Glutamate），最後引發眾多的神經細胞胡亂
放電（興奮），導致經常性的癲癇發作。

　　早期科學家以為神經膠質細胞僅有支援神經細胞的結
構，以及負責絕緣的功能，但愈來愈多的證據顯示，神經
膠質細胞其實負有更多的功能，比如負責調節腦中重要神
經傳遞物質之一的麩胺酸的釋放機制，進而演變出是造成
癲癇病的主要原因之一。

　　癲癇病是大腦中的化學物質麩胺酸，引發大量神經細
胞出現毫無控制的過度興奮，造成患者意識停滯或喪失的
一種重複產生發作的病症。

　　造成麩胺酸過度釋放的原因很多，最新研究顯示，大
腦中異常的星型膠質細胞，也就是反應性星型膠質細胞，
增多也是造成癲癇病的原因之一。正常的星型膠質細胞維
持大腦正常的化學環境，而當這些細胞膨脹、體積變大
後，就無法發揮這種「管家」的作用。

　　神經膠質細胞分成兩類：微小膠細胞（Microglia）及巨
大膠細胞（Macroglia）。微小膠細胞又細分為星型膠質細胞、

許旺氏膠質細胞，及寡頭樹突膠質細胞等三種。

美國紐約羅徹斯特大學醫學中心的（Maiken Nedergaard）教授對星型膠質細胞在癲癇中的作用進行了研究。

其利用鉀離子阻斷劑，誘導實驗鼠出現癲癇發作。然後，再用神經性河豚毒素（TTX）合併使用 5 種鈣離子通道阻斷劑，確定阻止了實驗鼠大腦神經細胞的節前傳導。結果證明，大腦中的麩胺酸依然有所增加。

由於實驗鼠大腦的節前神經傳導訊息被抑制了，因此其出現癲癇發作的原因，只可能是反應性星型膠質細胞所造成的，證明星型膠質細胞參與了癲癇的發作。

癲癇並不是罕見疾病，台灣約有超過 10 萬人患有癲癇，全球盛行率約佔總人口的 1%。有 3/4 始發於兒童時期，有 30% 的患者在 18 歲以下。

很多人將癲癇患者看成是精神疾病患者，這是錯誤的觀念。其實癲癇與頭痛、頭暈、腦中風，甚至肚子痛一樣，只是人體器官的一項病症。簡單來說，癲癇不過是腦內神經細胞發生罷工而已。

那麼什麼是「癲癇病」（Epilepsy）？什麼又是「癲癇症狀」（Epilepsy Syndrome）？什麼是「癲癇發作」（Convulsion）？這三者有什麼不同呢？

1 癲癇發作

癲癇發作的原因簡單說，就是腦細胞一時的過度放電

（俗稱漏電），導致大腦太過興奮，造成短暫功能失常的症狀。

臨床上，患者常有昏迷狀態，並合併全身抽搐（即大發作）；有時只有局部抽搐（一邊手或腳）或感覺異樣；有時也呈現自動症（俗稱靈魂出竅、著了魔的失神現象）等局部發作情形。此時患者會突然倒地，兩眼發白，四肢僵直，半分鐘至一分鐘後，手腳會反覆有節奏地抽動，並且口吐白沫、大小便失禁等。這是典型的癲癇發作情形。

對於找不到任何原因，但有重複的癲癇發作，在臨床上稱之為「癲癇病」（具慢性、再發性），須長期服用抗癲癇藥物者稱之。

2 什麼是癲癇症狀？

如果每次發作都有發燒、感染發炎、喝酒、低血糖、代謝異常、服用某些藥物等特殊或特定因素才發生，雖然只是一次的癲癇發作，但卻不能稱為癲癇病，我們稱之為「癲癇症狀」（因為不一定再發生）。

對這些患者，只要減少或去除上述特定因素後，發作機會就會大幅度的減少，或是不會再發生。因此也就不須長期服用抗癲癇藥物。

3 癲癇發生的原因

癲癇是多種病因所引起的一種腦部慢性功能障礙，可以由以下病因所引起：

A.先天性疾病

如染色體異常、遺傳性代謝障礙、腦畸形等。

B.外傷

顱腦受傷是嬰幼兒期癲癇病的常見原因。挫傷、出血與缺血也會成為病因。

C.感染

各種腦炎、腦膜炎、腦囊腫急性期的充血、水腫、毒素的影響，以及血液中的滲出物都能引起發作的癲癇症狀。而痙癒後所形成的疤痕以及黏黏也可能形成癲癇病。

D.顱內腫瘤

30 歲以上的癲癇患者，除了腦外傷外，腦內的腫瘤也是常見原因。

4 癲癇發作時的影響

一般而言，癲癇發作時的影響以意外傷害為最大，包括跌傷、摔傷（從鷹架跌落）、撞傷（交通事故與車禍）、燙傷（煮菜、燒水、油炸、火災）、溺水（盆浴、游泳）、咬傷（舌、唇）、窒息（發作時氣管被壓迫）、吸入性肺炎（唾液吸入）等。

發作者本身也可能會造成氧氣不足、內分泌變化、酸鹼度失衡，以及代謝異常等。這些現象銀髮族更容易發生，往往造成一些嚴重的醫療問題，尤其是在癲癇重積狀態（短時間內重複發作）時，影響更厲害，常常導致須緊急處

理的醫療問題。

5 癲癇的臨床診斷

癲癇主要是根據目睹者（見證人）對患者發作狀況、發作時間、誘發因素等的詳細描述來判定。

病因的確立則有賴於過去病史、現在病史、身體檢查與神經功能評估等的結果來下推斷。必要時，還需要安排一些檢查做輔助性或確定性的診斷參考。

當然，最重要的是要聽從神經專科醫師的診斷與治療才是上策。診斷有以下幾種方式：

A.常規性檢查

常規性檢查包括：血液、大便、小便、一般放射線照像（胸部）等，由這些檢查可以瞭解患者的身體狀況，比如有沒有發炎、內分泌異常、低血糖或其他代謝障礙等。

B.腦電圖檢查

俗稱腦波檢查。可以瞭解腦細胞活動的狀況，是否有癲癇波、局部或全面性腦細胞活動異常。

C.電腦斷層與核磁共振檢查

此項檢查有助於判斷檢查部位是否有長瘤、血管畸形、膿瘍等結構異常。

D.腦血管攝影檢查

有助於瞭解病變位置之血流狀況，以便進一步推斷病變的可能性質；也是在需要開刀時，外科醫師的重要參考資料。

E.腦脊髓液檢查

當懷疑有中樞神經感染時所必須進行的檢查。其他如顱內壓（俗稱腦壓）昇高、蜘蛛網膜下腔出血、水腦症等，也須要進行此項檢查。此項檢查可以瞭解有無顱內壓昇高、出血或感染等情況。

6 癲癇病的治療

癲癇的治療，原則上先要控制住不再發作，或使其次數減至最低，改善生活品質。

A.控制癲癇

第一線抗癲癇藥物應該為療效佳、副作用少及價格合理者。療效佳但副作用多或價格昂貴者，則列為第二線抗癲癇藥物。

治療癲癇應先使用一種第一線抗癲癇藥物，無效時可嘗試另一種。若確定第一線藥物療效不彰時，才考慮嘗試第二線藥物。

服用抗癲癇藥物時，應注意有無體質過敏或其他副作用。盡可能服用單一種抗癲癇藥物，只要能夠控制不再發作又沒有副作用，就是最佳的治療。單一種抗癲癇藥物治

療比較簡單，可避免藥物間的相互干擾，副作用較低，治療效果良好。

65% 癲癇患者使用一種藥物便可獲得良好的控制，只有少數患者需用到二種或更多的抗癲癇藥物。

總而言之，80% 癲癇經藥物治療獲致有效控制，剩下20% 屬於「藥物難治性癲癇」（Medically intractable epilepsy）。

B.治療病因

如發作是由高血壓、糖尿病、肝病、腎臟病等全身系疾病引起時，須同時治療該疾病。如為腦部疾病引起者，則針對該病因來處理（如腦瘤）。

對於「藥物難治性癲癇」患者，可以施行「癲癇手術評估」決定是否適合接受手術治療。

癲癇手術分二類：

- 癲癇病去除。
- 阻斷癲癇放電的傳輸。

（更詳細內容請參考筆者所編《帶醫生回家》一書，文經社出版）

醫學小常識

癲癇發作時怎樣做

急救處理？

✱ 處理步驟

❶ 維持患者呼吸道的通暢，趕快挖出患者口中的食物、假牙等。

❷ 將患者翻轉成側躺的姿勢，以避免唾液流出時嗆到，或吸入而成為肺炎。

❸ 高領或緊身的（包括領帶）衣服，則須儘快脫掉。

❹ 將周遭尖銳的物件挪開，以免抽搐時撞傷。

❺ 設法找衣物墊在患者下面，以免抽搐時磨傷。

✱ 注意事項

❶ 通常一次發作不超過 3~5 分鐘，如發作太長（超過 10 分鐘），短時間內發作頻繁（30 分鐘內發作 3 次以上），或癲癇重症狀態，就需要送醫院急救。

❷ 如果發作是局部的或是不屬於大發作的狀況，則比較不需要緊急醫療。

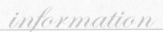

information

5 複製人可能出現嗎？

英國紐卡斯爾大學於 2005 年宣佈，該校通過細胞核轉移技術成功複製出人類胚胎。這項案例在世界上是第二例，但在歐洲尚屬首次。

紐卡斯爾大學擁有英國第一張複製人類胚胎的合法執照。研究人員提取人類體細胞，注入抽空細胞核的卵細胞中，再經過人工培育，使卵細胞以類似受精卵的方式分化發育，逐漸生長為胚胎。他們目前已成功獲得一個卵泡。這是一個很小的中空細胞球，還屬於人類胚胎的早期階段。

世界第一個複製人類胚胎是由韓國國立首爾大學黃禹錫教授領導的科研小組於 2004 年培育成功的，此舉震撼了全球遺傳科學界。這項新研究證明他們的能力從複製動物跳到複製人，成為世界上第一個成功用成人體細胞複製出胚胎，而且成長為胚胎幹細胞群落的科學團隊。

另外，黃禹錫教授領

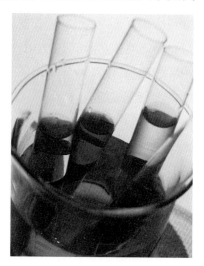

導的科研小組也宣佈，他們運用細胞核轉移技術，用患者身上的皮膚細胞複製出早期胚胎，然後提取新的胚胎幹細胞系。不過，黃禹錫的研究已於 2006 年年初，被踢爆造假。

是年 8 月，英國人類生育和胚胎學管理局向紐卡斯爾大學生命中心頒發複製人類胚胎研究執照，有效期為一年，同意該中心科學家使用細胞核轉移技術複製人類胚胎，進行治療性複製研究（並非進行複製人），探求糖尿病、帕金森氏症和阿茲海默症等疾病的治療方法。

1 複製人造假事件

黃禹錫等人 2005 年 6 月刊登在《Science》的論文中，聲稱他們運用 11 名病患的體細胞與外界捐贈的卵子，利用複製技術培養出胚胎並取得幹細胞。這些為病患量身製造的 11 株幹細胞極具醫療價值，此創舉轟動全球生物醫界。

然而黃禹錫的合作夥伴、美國匹茲堡大學的發育生物學家薛頓（Gerald Schatten）向《Science》提出從論文中撤銷其名字之要求，不過遭到《Science》拒絕。《Science》表示個人無法單一從論文作者列中除名。稍後該篇論文的共同作者、首爾 MizMedi 婦科醫院的盧聖一驚爆內幕，指稱 11 株幹細胞中有 9 株根本不存在，其相關研究資料也純屬虛構。

這場風暴震撼了南韓社會，首爾國立大學隨即組成九

人委員會展開調查，其調查結果宣判了黃禹錫學術死刑。

南韓首爾國立大學的九人調查委員會調查報告，判定幹細胞與複製醫學權威黃禹錫等人於 2005 年 6 月刊登於《Science》的論文，蓄意偽造實驗結果，其行為嚴重違反學術倫理，而黃禹錫本人應負主要責任。

黃禹錫隨即出面召開記者會，向南韓全體國民道歉，並宣佈辭去首爾國立大學教授之職。黃禹錫也準備撤銷《Science》的該篇論文。不過黃禹錫仍然強調南韓確實具有技術，能為病患量身訂造出擁有相同遺傳訊息的的胚胎幹細胞。

這樁醜聞不僅令黃禹錫一敗塗地，更重創南韓科學界的國際形象。南韓政府長期大力支持黃禹錫的研究，自 1998 年以來投注了 405 億韓圜（約合新台幣 13 億 2 千萬元）。南韓政府表示無從追討這筆鉅額研究經費，但是可能會終止資助黃禹錫的研究計畫，並且撤銷其「最高科學家」榮銜。

2 美韓研究中止合作

美國匹茲堡大學教授薛頓宣佈，將與南韓複製權威黃禹錫研究團隊中止合作關係。薛頓於 2005 年 11 月 12 日表示，他向黃禹錫提出取得研究用卵母細胞的過程中有無違反倫理道德的問題時，黃禹錫的答覆可能有隱瞞。卵母細胞可發展成卵子。

薛頓表示，他對研究結果並無任何疑問。他說：「我

仍然認為，黃禹錫教授及國立首爾大學研究團隊的研究成果值得肯定。」

問題關鍵在於南韓研究團隊用以複製胚胎的卵子出處。計有 16 名女子捐出 242 枚卵子。南韓《國民日報》報導指出，對於黃禹錫的幹細胞研究活動，外界提出「他也曾利用包括進修博士班的女弟子的卵子」，頗有「利用職權迫使女弟子提供卵子」之嫌。因此，勢難避免「研究倫理道德上有瑕疵」的指責。

黃禹錫表示，她們不曾因為研究而得到任何回報，純粹基於利他心理而主動捐贈。薛頓懷疑研究團隊取得這些卵子的方式可能違反道德標準而中止雙方歷時 20 個月的合作關係。

3 什麼是複製人？

從人體的體細胞（非生殖細胞）無性繁殖形成另一個基因型完全相同於母體的後代個體，稱為複製人（Human Cloning）。

複製人僅僅是 DNA 與被複製者相同而已。但是關於被複製者的記憶、經驗及人格均是無法被複製的，因為這些將會與新個體的成長環境有關。甚至長相也未必會分毫不差，其他的行為、作風更未必會相同。

4 複製人世界熱

1996年3月當桃麗（Dolly）羊利用轉殖技術成功的被複製之後，引發全球的震撼與關注。也因此改變了「動物的成熟體細胞不可能無性繁殖（Clone）成一個完整的動物」的傳統認知，這項科技性的突破對科學界與一般大眾產生革命性的衝擊。

2004年8月中旬英國紐卡斯爾大學宣佈，該校利用細胞核轉移技術成功複製出人類胚胎。

美國總統布希宣佈：如果眾議院通過以聯邦預算支援人類胚胎複製，他將不惜動用否決權，這是布希五年總統以來，第一次強硬地回應。

霎時間，全世界又再度掀起複製人熱潮，正如古代詩人所說：「忽如一夜春風來，千數萬樹梨花開。」人們引頸熱烈期待科技的新突破中，讓我們一起來更深入關切以下議題：

- 複製人真能使死者復活嗎？
- 複製人是一個獨立完整的人嗎？
- 韓國的複製人技術為什麼會如此領先？當然「造假」是一回事，但實際上科技依然是存在的。

5 什麼是胚胎幹細胞？

胚胎幹細胞（Embryo stem cells），有「萬能細胞」的美

稱，這些細胞猶如樹幹，可生長為枝葉花果等各種可能，故稱之為幹細胞。

人工培育的幹細胞的方式，是人類的卵子受孕後 3~5 天，發育成囊胚（Blastocyst），將囊胚的內層細胞群移出，培養在特定的環境中以阻止其繼續自然「分化」為腦細胞、心臟細胞、骨骼細胞、肌肉細胞、皮膚細胞等各類組織的能力，維持其純一不變的原「質」，以保有人為控制其往後發育成各種細胞的可能性。

但卻使其有繼續「分裂」（Division）的能力，成為胚胎幹細胞株（Cell line），因而可以發揮量產增殖的使用的價值。簡單地說，分裂是細胞變多，但不往特定組織發展。分化是往特定組織發展，而不是細胞數目變多。

目前生命科學技術發展，可在特定的環境中培養胚幹細胞生長成單一特定之細胞或組織，以便將來作為受損器官（如：皮膚、軟骨、硬骨及與糖尿病有關之胰臟細胞）修補所用。但同時，也非常方便可將其利用於基因修補工程的發展，最終發展成「複製人」（Human Cloning）的可能性。

筆者認為，必須立法禁止複製人，僅允許使用於醫療用途。

6 桃麗羊是如何被複製出來的呢？

桃麗羊廣泛地說有三個母親。一個是細胞核的母親，一個是提供卵的母親，還有一個是懷牠 150 天的代理孕母。

　　為了確定細胞核的來源，在實驗中是以兩個品系的羊來進行。細胞核的來源是白臉的母羊，卵與孕母則是黑臉的母羊。最後再植入孕母體內，整個複製程式算完成了。

　　進行細胞核的移植，必須完成三個工作：

- 去掉原有卵子的細胞核。
- 取出要被複製的羊任一個細胞的細胞核。
- 將細胞核與去掉細胞核的卵子融合，再放入孕母羊媽媽的子宮內成長。

7 複製人的方法

- 步驟1：首先，從任何一個體細胞取出一個細胞，萃取出其中的細胞核。
- 步驟2：接著，從女性卵巢內取出一個卵細胞，除去卵細胞中的細胞核。

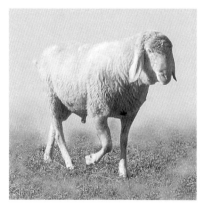
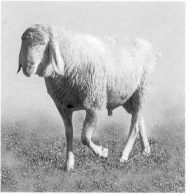

- 步驟 3：然後，將這位被複製的人的細胞核注入無核的卵細胞中，藉由電力的刺激，促進細胞融合，並使細胞內的基因活躍起來。
- 步驟 4：最後，再將此含有完整 DNA（23對）的卵子植入女性子宮，使之著床成長。

8 複製人所遭遇的問題

A.複製人容易老化

人類的染色體末端有所謂的端粒，當 DNA 進行複製時，末端的序列會有部分無法被讀取，因此而損失。而端粒存在之目的便是用來被折損的，以防止重要的基因因損失而被破壞。

當端粒完全損失後，重要的基因便會被破壞。由於複製人的 DNA 是由成熟的細胞中取得的，所以不像生殖細胞一般，擁有完整的端粒，使得複製人更容易老化，這一點在桃麗羊身上已經證實了。

B.生命價值與人權尊嚴的爭議

由於複製人技術產生的基因型全相同的後代個體，會帶來重大的心理壓力與障礙。在複製人技術的研發過程中，對人體可能產生危險性，或是體細胞所蓄積的基因變異性產生疑慮，因此複製人技術是對個人的生命價值與人權尊嚴的挑戰。而複製人技術若淪為營利目的，倫理的考

量將會被忽視。

　　濫用複製人技術及基因情報管理系統於政治、社會層面，則將產生「基因階級世界」，造成新的社會問題。例如：基因歧視、差別保險、勞力榨取等。所以世界各國均不同意複製人研究，只同意胚胎幹細胞研究，且僅止於醫療用途而已。

6 人造精卵十年內問世

　　根據英國最新報導，科學家在人類胚胎幹細胞研究上取得重大突破。英國謝菲爾德大學（University of Sheffield）教授阿夫拉圖尼安與穆爾的研究顯示，以人類胚胎幹細胞培育原生殖細胞（Primordial germ cell）是可行的。

　　2005 年 6 月底，在歐洲人類生殖與胚胎學年會上，英國謝菲爾德大學宣佈，該中心成功地利用幹細胞培育出了原生殖細胞，可以運用於治療不孕症，並且讓不想找性伴侶的單身男女也可傳宗接代。而人造精子及卵子並且可望於十年內供應有需要者。

　　這項重大的人類生殖醫學新技術，除了徹底改寫生物自然生殖的歷史，也勢必引發生命倫理上的爭議。

　　研究人員先讓實驗室中的幹細胞發展成為類胚胎體（Embryoid bodies），然後再測試這些類胚胎體中的哪些基因具有活性。經過近兩周的培植，極少一部分類胚胎體中表現出了一些僅會從原生殖細胞中存在的基因特性，其中一部分甚至表現出僅存在於成熟精子中的蛋白質特性。

　　研究人員認為，這一突破性發現意味著人類幹細胞，也可以培育出能製造精子和卵子的原生殖細胞。培育出原生殖細胞後，最佳的方法是直接移植到男性的睪丸或女性的卵巢內，那裡的環境條件剛好合適轉化為精子和卵子。

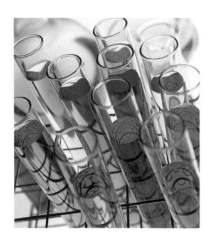

儘管研究小組還沒有把人類胚胎幹細胞最終培育成精子或卵子，但他們表示，這將是他們下一階段的研究目標。穆爾教授表示，一旦這項技術更完善，並且被證明安全，可能用於治療不孕症。

此外，如果卵子可以通過人類胚胎幹細胞培養，用於治療不孕症的卵子，就不需要再通過捐助來獲得了。

穆爾教授說，目前治療不孕症的障礙之一就是所需卵子都必須通過女性捐贈者獲得，如果能通過胚胎幹細胞培養出更多的卵子，我們就可以開展更多的治療性的實驗。他說：「在診所落實這種人造精子、卵子的療程，還要等十年。我們有很多工作要做，我們也必須確保這種生育療程安全可靠。」

美國及日本在 2004 年都有研究顯示，老鼠體內的幹細胞可以被培育成生殖細胞。英國《泰晤士報》的報導更說：「有一組科學家甚至利用這種途徑得來的人造老鼠精子，培育老鼠胚胎。」

倫敦大學倫理學者斯馬伊多爾說：「此次的發現開啟了新穎又有挑戰力的可能性。單身男女甚至可以用自己的

精子和一枚人造卵子生兒育女了，這是一種新的產生下一代的方式。女性的生育能力將不再因為停經而消失。」

1 什麼是人造精卵？

醫學研究人員利用人類幹細胞培育製造出精子和卵子的原生殖細胞，培育出原生殖細胞後，再移植到男性的睪丸或女性的卵巢內，在那裡環境會自然地將它們轉化為精子和卵子，就是所謂的人造精卵。

舉例來說，一位女性切除卵巢後，本來已無法創造出自己的卵子，但藉由此項技術，可以從她身上取得幹細胞，再到別的女性之卵巢內長成卵子，而此卵子即是原來那位女性的，因此這項技術可望運用於不孕症治療。

2 和複製人有何不同？

人造精卵和複製人兩者絕不相同。胚胎幹細胞的這種培育精卵的方法每次只能產生一個精子或一個卵子，因此每個胚胎也是獨一無二的，好像自然受孕一樣，產生的後代基因，和母親或父親都不相同。

但複製人指的是從要被複製的人身上取得體細胞之後，將其植入被去除了遺傳基因物質的卵細胞空殼中，通過刺激，使新的卵細胞分化並形成胚胎，之後再將胚胎植入母體的子宮裏孕育，而胚胎所帶來的基因和原本的人完

全相同。

③ 和試管嬰兒有何不同？

　　1978 年英國誕生世界上首例試管嬰兒。迄今，世界上已有數萬例試管嬰兒誕生並且健康地成長。這是繼心臟移植成功後，現代醫學史上的一項偉大奇蹟。

　　人工授精和體外受精是人類生殖工程中很重要的兩項工作。

　　人工授精是用人工方法收取丈夫或供精者的精液（可以累積多次收集保存，以增加受孕機率），在體外使精子獲得受精能力後，用試管直接注入女性生殖道內，精卵自然結合而受孕的生殖技術。

　　體外受精，是用手術取出女性的卵子（通常會打排卵劑，所收集的卵子不只一個通常是多個），在體外與精子受精後，受精卵約經3天分裂發育成4或8個細胞的胚胎後，再移植到母體子宮中繼續發育，有時會因為無法著床而失敗，有時會全部成功，而造成多胞胎，由此出生的嬰兒就是俗稱的「試管嬰兒」。所取得的精子及卵子均為自然產生的，並非人工產生的。

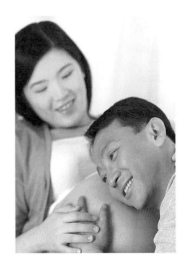

4 生殖醫學工程的現在和未來

自古以來，人類的種族的延續都是通過兩性的結合，精卵在母體內受孕、發育來進行的。但是不孕的問題一直以來卻始終困擾著渴望養兒育女的父母們。

以英國為例，約 1/7 的英國夫婦有生育的問題，每年約有 7,000 對夫婦尋求不孕方面的治療，但每年卻僅有約 250 名男性和 1,100 名女性志願捐獻精子或卵子。

隨著現代醫學的發展，為了治療不育症、遺傳疾病、實行優生優育和計劃生育、改良人類素質等，科學技術經可以改變生物自然生殖的過程，不須經過兩性性交，而以人工作業的方法來生育下一代。

這種 1970 年代發展起來的生殖醫學新技術，稱為生殖醫學工程。

A.目前生殖醫學工程的進程

- 已建立了冷凍精子庫和胚胎庫，隨時供實施生殖工程使用。

- 發展了精子直接注入卵子的技術。

- 轉基因技術的運用，將牛的生長基因轉移到豬胚胎中，得到像牛那麼大的豬；將人的基因注入豬的受精卵中，培養出帶有人體基因的豬，其器官可供人體器官移植而且排斥性較小。

- 男子代孕的成功。這項在義大利的成功試驗，是將體外受

精卵植入男子經手術改造過的腹腔，懷孕９月剖腹產下一個
女嬰，因此男子也能當媽媽。

B.未來生殖工程的前景

(a) 無精子受精技術：

從無精症患者睪丸細胞中取出未成熟精子的基因物
質，經顯微操作技術注入卵子，再移入子宮中懷孕，解決
男性無精子的問題。

(b) 單性生殖：

卵子不經受精，在人為條件下植入帶有遺傳物質的人
體細胞核，單獨發育成人，這就是所謂的複製人，筆者非
常反對。

(c) 胚胎切割克隆繁殖：

將一個胚胎切割成多個胚胎，分別發育成遺傳特性相
同的人，這就像是同卵雙生或
同卵多胞胎。

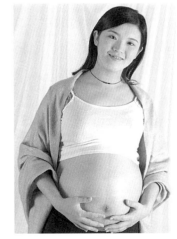

(d) 人造子宮或機器母親：

使胚胎在機器母親的人造
子宮內發育成人，可免除婦女
生育的痛苦，人類生育實現工
廠化，可以解決有卵巢而無子
宮的婦女不孕問題。

(e) 基因工程造人：

　　為某種特殊目的選擇優良基因，轉接到試管受精的胚胎中，創造出優良品質的人種。如培育體育比賽需要的高個子人、適合宇宙中生活的矮人、長翅膀的人等，筆者對此亦表反對態度。

5 人造精卵引發的影響

　　利用幹細胞培育精子、卵子的科技也將引發了另一種倫理爭議。

　　一些倫理專家發出警告，這項科技將可以使一名男性同時生產出精子和卵子，從而使他從生物學意義上同時成為自己孩子的父親和母親。

　　專家說，這項科技將讓女人成為了多餘物，因為繁衍兒女簡直不需要兩性參與，而只要單性即可。

　　意思是說，從男性身上拿出幹細胞，放到別的女性中的卵巢，發展成卵子結果，再用自己的精子和卵子結合，變成受精卵，再放入腹胎中培育成胎兒。

　　人類生殖醫學工程的進步，還會帶來許多倫理道德和社會法律問題，例如：

● 選擇胎兒性別的技術要是用於生育上，將會導致男女平衡失調引發社會問題。

● 胚胎切割複製遺傳特性相同的人，使得每人的外形和特性都可能一樣，勢將引發爭論。

● 對於出生的試管嬰兒，如提供精子、卵子者不是親生父

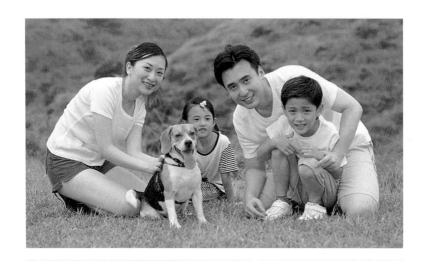

母，則必須要分別確定生物父母和法律父母的權利與義務，以及嬰兒未來的家庭關係、血緣關係和繼承權問題。

- 商業性的生育買賣
- 不道德的人獸異類雜交
- 無性行為的混亂繁殖……等

而這些都是需要立法維護的，光想就讓人頭痛了。所以，這方面的影響必須慎重考慮相關後果，在沒有妥善結論前，不應該大力發展相關技術，以免引起更多、更大的騷動。

7 | 體外培育人類血管

美國科學家最近利用冠心病患者的自體細胞培育出人類血管。這項突破性的研究將為冠心病的治療提供新的方法。

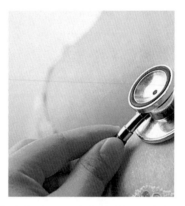

冠心病目前是已開發國家死亡人數最多的疾病之一。目前治療該病的主要方式，是在冠狀動脈狹窄的近端和遠端之間建立一條通道，使血液繞過狹窄部位而到達遠端，稱之為「搭橋手術」。

目前，搭橋手術是使用的患者自身的大隱靜脈或胃網膜右動脈等，但有些患者自身的血管並不符合手術要求。

美國科學家在《Lancet》雜誌上報告說，他們選取4位年齡在47~74歲之間，接受了搭橋手術的患者，從其大隱靜脈中提取肌肉細胞和內皮細胞（排列在血管壁內部的細胞）。

組織工程學家早就想要進行體外人類血管的製造，但一直侷限於成人細胞的分裂能力受限制。在此次培育過程中，Prof. Melissa Poh 向肌肉細胞及肉皮細胞中引入了端粒苷基因（Telomerase）。

這種基因能夠促使細胞不斷分裂。在實驗室培養一段

時間後，研究人員將肌肉細胞舖在形似海綿的可降解生物聚合管上，然後用維生素和營養物質不斷沖擊聚合管，模擬人體中的血流環境。

當肌肉細胞逐漸長成管狀後，聚合體也自動溶解。這時，科學家再將培育了 7 個星期的內皮細胞植入肌肉細胞管中，由此便形成了血管。

儘管新培育出的血管還不夠強韌，無法植入人體，但研究人員認為，這至少証明利用冠心病患者自身細胞培育血管是可行的。利用患者自身細胞培育成的血管進行搭橋手術，還可以避免排斥反應。

在美國，每 20 秒就有一人罹患急性心肌梗塞（急性心肌梗塞是冠心症中最嚴重的疾病），美國政府每年必須花超過 60 兆美元來應付急性心肌梗塞。雖然這十幾年來醫學科技的日新月異，使急性心肌梗塞的死亡率有所降低。

依據衛生署 2004 年統計資料，台灣 10 大死因中，心臟疾病已高佔第二位，且有逐年升高之趨勢，而冠心症在台灣的患者應超過 20 萬人，對於冠心病這個心臟的急性殺手，我們必需正視這個問題。

1 什麼是冠心病？

冠心病，或稱冠狀動脈心臟病，是由於冠狀動脈血管內膜因硬塊斑（Plaque）的堆積，引起血管內膜局部狹窄，影響血流，引發心肌缺氧的症狀。臨床的徵狀有：

- 無症狀缺氧（Silent ischemia）
- 穩定型心絞痛（Stable angina）
- 不穩定型心絞痛（Unstable angina）
- 急性心肌梗塞（Acute myocardial infarction）
- 心臟衰竭（Heart failure）
- 猝死（Sudden death）

　　心臟如同汽車的引擎，是供應血液到達全身器官組織循環的馬達。人體每一個器官都需要充足的血液循環，心臟本身同樣也需要足夠的血液供應，事實上心臟送出的血液第一個就是供應心臟本身。

　　冠狀動脈就是供給心臟本身氧氣的血管，總共有三條，他們分別是右冠狀動脈、左冠狀動脈前降支、及左冠狀動脈迴旋支三條。

　　冠狀動脈硬化會使心臟的血液供應減少，因此冠心病又稱缺血性心臟病，病情輕時，僅在劇烈活動出現胸部發悶，左臂或上腹發生陣發性疼痛，即心絞痛。病情嚴重時，連吃飯、穿衣等輕微活動都會受到限制，還會發生心肌梗塞和猝死。

2 急性心肌梗塞的致命性

　　急性心肌梗塞是冠心症中最嚴重的情形。

　　心肌梗塞發生的原因，是因為供給心臟肌肉細胞營養及氧氣的血管受到完全阻塞（或幾近完全阻塞）之影響，在

20~30分鐘短時間內造成心臟肌肉細胞的受傷甚至死亡。後續的併發症會造成如心律不整、心臟衰竭等。

造成心肌梗塞最大的罪魁禍首推動脈硬化，其他如動脈痙攣、心肌外傷、動脈炎或血栓等皆亦會引起心肌梗塞。

A.常見症狀

心肌梗塞最常見的症狀是胸痛、胸悶，尤其患者常常於早上起床後不久即感胸口悶痛不止（一般持續30分鐘以上）、坐立難安，有時這種痛會位於「心窩」，中醫所謂的膻中穴附近，所以常被誤認為是胃痛。

其他症狀還包括：左手臂感到疼痛、冒冷汗，甚至有全身無力、惡心、嘔吐的情形。其他也有少數患者（如糖尿病患者、高齡患者），其發作時有哮喘的現象。

B.死亡原因

死於心肌梗塞的人，有一半是發病後一個小時內，因心律不整死亡，所以往往來不及送醫院就已經死亡；或是送醫後需靠急救才能活命；而幸運的患者，雖然發病後仍存活，但若是心肌受傷太厲害，往後亦可能造成心臟衰竭，需長期服藥，或再次面臨死神的挑戰。

由於醫學之日益精進，心肌梗塞的治療在這十幾年內有驚人的進展，至今許多藥物的問世，甚至有心導管的診治，大大的減低了患者的死亡率。

C.冠心症的高危險群

- 肥胖者。
- 有早發性冠心症之家族史者。
- 抽菸者。
- 高血壓患者。
- 糖尿病患者。
- 高密度膽固醇小於35者（或是高血脂者）。

　　根據患者的情況，可做心電圖、 ECT 、超音波心動圖、心肌、冠脈造影等檢查，請諮詢臨床醫師，在此不再敘述。

3 冠心病的治療

A.藥物治療

急性冠心病，藥物治療方式如下：

(a) 抗心肌缺氧藥物（Antiischemic agents）：

這類藥物可藉減低心跳，降血壓，或減少心臟收縮力等方式，以減少心肌缺氧。包括 β -阻斷劑、硝酸鹽類及鈣離子阻斷劑等。

(b) 抗凝血酵素藥物（Antithrombin drugs）：

冠狀血管內的血栓形成是引起急性冠心症發作的主要原因。可阻止或減少血栓形成的藥物包括直接抗凝血酵素藥物如 hirudin ，或間接抗凝血酵素藥物如 anti-IIaheparin 或

low molecular weight heparin（簡稱LMWH）等。

傳統的 heparin 主要是抑制凝血因數 IIa（anti-IIa 或 antithrombin activity）。 low molecular weight heparin（LMWH）除了抑制凝血因數 IIa，也具有強烈抑制凝血因數 Xa（anti-Xa activity）的作用。

臨床上LMWH具有以下的優點：

- 可預期的抗凝血作用，根據體重，計算注射的藥量即可。
- 較少引起血小板數量減少的副作用。以皮下注射給藥，適合長期治療。
- 幾項大型臨床試驗證實，對於無 ST 段上升的急性冠心症病人，皮下注射 LMWH 比起傳統的 heparin，可減少 3%的死亡及心肌梗塞發生率，且不增加出血的危險性。

(c) 抗血小板藥物

抗血小板凝集的藥物可分為三代：

- 第一代的抗血小板藥物：如阿斯匹靈（Aspirin），達到防止血小板凝集的作用。每日或隔日口服低劑量的阿斯匹靈（遵從醫囑），可減少急性冠心症患者的心肌梗塞及死亡的發生率。
- 第二代抗血小板藥物：為 thienorpyridins 類藥物，如 ticlopidine 和 clopido grel。可減少病患死亡、中風、心肌梗塞的發生率。
- 第三代抗血小板藥物：為血小板 Glycoprotein IIb/IIIa

receptor blockers，如靜脈注射用藥 abciximab，epti-
fibatide 和 tirofiban 等。可明顯的降低死亡及心肌梗
塞的發生率。對於接受氣球擴張術或血管支架置放術的患
者，術前注射 Gp IIb/IIIa receptor blockers，也可明顯
地減少手術後死亡、心肌梗塞和胸痛再發等合併症的發生
率。

(d) 血栓溶解劑

依臺北榮總常敏之大夫所述，若急性冠心症病患心電
圖出現 sT 段上升者，以血栓溶解劑，如 streptokinase，或

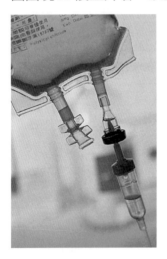

r-tPA 等治療，可明顯地增加病患
的存活率。對於心電圖出現 sT 段
下降的患者，靜脈注射血栓溶解
劑，反而增加病患的死亡率。因
此，針對 sT 段下降的急性冠心症
病患，即使是高危險族群，也不
建議使用靜脈注射血栓溶解劑治
療。（血栓溶解劑不適用於曾有過腦出
血、急性腸胃出血、腦腫瘤，或近二星
期內開刀或懷孕者）。

B.手術治療──搭橋手術

2005 年，美國總統柯林頓在紐約的一家醫院接受了大
約 5 小時的心臟搭橋手術，以便治療他嚴重阻塞的冠心動

脈。醫師使用了柯林頓左腳的血
管當作材料。

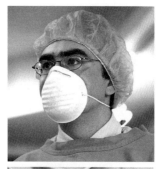

(a) 誰需要接受搭橋手術？

　　一般來說，冠狀動脈管狹窄
低於 50% 時，對血流的影響不
大，狹窄達到 75% 時就會明顯
影響血流的通暢而產生心絞痛症
狀。因此，凡是單支冠狀動脈狹
窄達 75%，或兩支以上冠狀動
脈狹窄大於 50% 時，均需要接
受冠狀動脈搭橋手術。

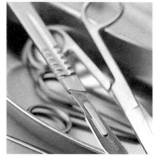

　　許多接受過冠脈成形治療並
在冠狀動脈內安裝支架的患者
（俗稱PTCA），一旦再發生心絞痛，也需及時進行搭橋手術。
這樣不但可以消除心絞痛，使患者能夠正常生活和工作，
還可預防心肌梗死和猝死。

(b) 搭橋手術緩解心絞痛

　　冠狀動脈搭橋手術已証實對緩解心絞痛症狀具有立即
性的效果。許多患者在接受冠狀動脈搭橋術幾天之後便能
上下樓梯。若恢復良好，一週後便能上街。一些患者於手
術後胸悶胸痛的感覺便會消失，手術後的 1~2 個月便能勝任
輕便工作；3~4 個月後便能恢復原來工作。

　　不過，並非所有患者的恢復都是順利的。影響手術後恢復好壞的一個重要因素，是手術前的心臟功能狀況。冠心病患者只要有心絞痛症狀，就應盡早到醫院就診，以免因心肌梗塞，太多的心肌細胞壞死將帶來給搭橋手術後恢復上的困難。

(c) 搭橋手術前的準備

　　冠狀動脈搭橋手術是一種非常複雜、技術高、患者損傷大的高難度手術。手術前必須做冠狀動脈，左心室和乳內動脈造影檢查，以明確冠狀動脈狹窄的部位和程度，據此決定搭橋的數目和準確的位置。同時還需要做超音波心

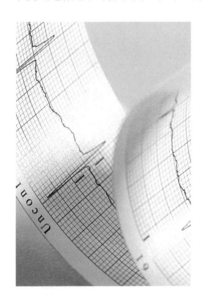

動圖、心電圖、血生化、肺、肝、腎功能及大小便常規等檢查，瞭解全身各臟器的功能狀況。

　　手術前要嚴格控制感染，患者要練習腹式呼吸，停止使用阿斯匹林等藥物。並且保持樂觀開朗，避免精神過度緊張，因精神太過緊張容易引起冠狀動脈痙攣，產生心肌梗死而增加手術危險性。

(d) 搭橋手術後應注意什麼？

搭橋手術後會感到疲倦和虛弱，病徵包括記憶力差、精神散渙，坐立不安和思路混亂。這些病徵通常會在數天內消失。如果你的腿曾被抽出靜脈，那裏會感到痠痛和腫脹；感到惡心是常見的，但很快便會復原。另外，便秘也很常見，所以應多吃蔬果。

搭橋手術後無論心臟功能還是全身的狀態，都有一個逐漸恢復的過程，一般需要6周左右，手術後一定要定期複查，按時服藥。

適當的活動對於全身體力的恢復及對於「橋」的通暢都是有益的。在飲食上應減少膽固醇和脂肪的攝入。手術後應保持平穩的血壓，血壓過高會增加心臟的負擔，而血壓偏低又使得橋內的血液不通暢。若沒有抗凝禁忌，應盡可能的延長服用阿斯匹林潘生丁的時間。

一般認為這樣可以不同程度地防止「橋」內血栓的形成，也可防止「橋」的堵塞。手術後應定期到醫院複查，以便盡早發現可能出現的問題。

(e) 搭橋手術能支撐多少年？

一般認為，用靜脈作為搭橋材料，其十年通暢率約為60~70％。但由於人體的動脈材料有限，而且有些動脈材料容易痙攣，或管腔太細，甚至於動脈本身也有病變或狹窄，因此不是所有患者都適合採用動脈搭橋。以後如果體

外培育人類血管完全成熟後，當是患者的一大福音。

醫學小常識

怎樣預防冠心病？

① 飲食宜低熱量，避免常食用鹽分含量高的食物（如加工罐頭、速食、番茄醬、燻肉、熱狗等）。

② 避免食用蔗糖、果糖等純糖類（如蜜餞、果醬、煉乳、蛋糕等）。

③ 少吃膽固醇高的食物（如豬腦、內臟、蛋白質、蝦卵、魚卵等）。

④ 避免食用動物油（豬油、牛油、奶油等）。

⑤ 選擇植物油（黃豆油、花生油、橄欖油等）。

⑥ 多食用富含纖維的食物（如新鮮水果、新鮮蔬菜類）預防便秘。

⑦ 烹調方式宜採用煮、燉、紅燒、烤、蒸、烘、涼拌等方式。

⑧ 避免刺激性食物（如菸、酒、咖啡等）。會刺激心臟而增加心臟負荷。

⑨ 應保持規律運動。

⑩ 維持理想體重

男性：【(身高－80) × 0.7】± 10％

女性：【(身高－70) × 0.6】± 10％

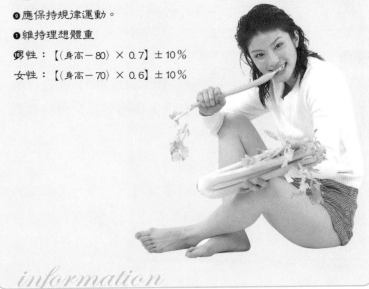

information

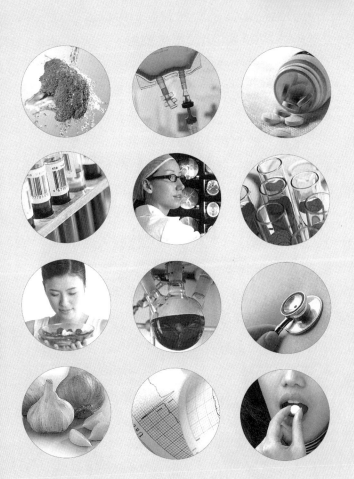

Part IV

癌症成因與抗癌新方法

1 │ 甲殼素抗癌奈米導彈

　　新加坡國立大學生物工程系助理教授張勇於近期宣佈，他們利用天然甲殼素製成可以診斷癌細胞、殺死癌細胞的奈米載體。這是全球首次成功利用天然聚合物製成的奈米顆粒，而目前最廣泛被使用在奈米原材料是人工合成的碳簇（Fullerene）。

　　一般而言，奈米顆粒的直徑不超過100奈米。科學家在顆粒裡面裝載諸如量子點、藥物、磁性顆粒等各種物質，加以控制和應用，就能將這種奈米顆粒製成診斷癌症和殺死癌細胞的工具。

　　新加坡研究人員從螃蟹、蝦殼中提煉出來的天然甲殼素，製成奈米顆粒。而在實驗室內製成奈米顆粒的過程中，最困難的就是體積的控制。因為，天然聚合物分子一般比較大。但張勇教授依然突破瓶頸，最後製出直徑約50奈米的奈米顆粒。由於很小，所以很容易就可以被比它大100~400百倍的人體細胞所吸收。

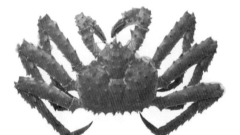

　　甲殼素就是幾

丁聚醣（Chitosan），化學結構式如下：

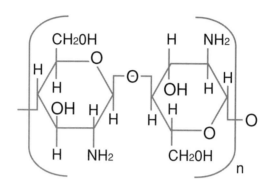

　　人體有99%以上是由碳（C）、氫（H）、氮（N）、氧（O）等四個元素所構成，而幾丁聚醣的屬性和人體非常相似。且人體有70%是水分，只有可溶解於水中（水溶性）的幾丁聚醣，才可以被人體完全吸收。

　　所以為了讓幾丁聚醣能夠發揮原有的功能，水溶性是一項絕對必要的條件。

　　這種利用天然聚合物製成的奈米顆粒，具備適合生物體、擁有生物功能等特性。這些奈米顆粒將可用來裝載人工原子，而人工原子就是以細微半導體材料製成的量子點（診斷用）和藥物（治療用）。由於量子點受光源照射時會發光，不同大小量子點發出不同的光，發光時間可以維持幾個小時。

　　因此把裝載量子點和藥物的奈米顆粒送入身體讓癌細胞吸收後，就可利用光源照射，讓醫師辨認哪些是癌細

胞，然後再利用埋在奈米顆粒裡面的藥物把癌細胞殺死。

1 帶著藥物殺死癌細胞

被研究人員稱為特洛伊木馬（Trojan horse）的奈米載體（Dendrimer），乃是科學家利用奈米技術所設計的一個藥物的載體分子。

奈米載體成功地克服了抗癌藥物的輸送問題。不但提高抑制腫瘤細胞的能力（準確擊殺癌細胞），還有效地降低藥物的不良副反應（較不會擊殺正常細胞）。

這個直徑約 50 奈米寬的聚合體，形狀就像個具有分岔狀的樹枝（Dendrimer）。由於非常的小，所以可以輕易的滑過細胞膜上的間隙。

研究人員在奈米載體的一端接上一個強效抗癌藥物 methotrexate ，而分枝的另一端除了接上可以用來偵測癌細胞的螢光影像分子外，還有裝載葉酸（Folic acid）。

因為根據過去的文獻顯示，葉酸幾乎是所有細胞必備的分子。而臨床的分析顯示，因為腫瘤細胞必須快速地複製分裂，因此癌細胞表面具有比正常細胞更多的葉酸受體分子（Folate receptors），來獲得足夠的葉酸。

這樣一來，腫瘤組織比起正常的細胞而言，吞噬了更多具有葉酸分子的奈米載體及抗癌藥物。因此相當低劑量的藥物，就可以達到抑制腫瘤的治療效果，而且不會引發不良的副作用。

目前研究人員以小老鼠的腫瘤動物模型來測試，在為期 99 天的時間裡，單只是給予抗癌藥物 methotrexate 的小老鼠都已經死亡，但給予奈米載體加 methotrexate 的測試組，卻已有 30~40% 的存活率。

可見得，這樣的奈米藥物載體確實比較具有功效。

2 什麼是奈米生物技術？

在 21 世紀之前，人類已有微小化科技的研究與應用，如果說 21 世紀進入了奈米科技時代的話，那麼 20 世紀結束前的微小化科技可說是前奈米科技時代。

前奈米科技時代有幾個階段：

- 首先是 18 世紀產業革命，就是蒸氣機時代，也是產業的機械化。

- 接著為產業的電氣化，也就是電力時代。

- 接著是近代史上的第三次產業革命，即是在 20 世紀中期開始的電子電腦時代。此一時期美國知名的物理學家理查‧費曼（Richard Feynman）首先提到了微小化科技的觀念，此後奈米科技逐漸萌芽。

1990 年，美國舉辦了第一屆國際奈米科技會議，正式提出奈米材料學、奈米生物學、奈米電子學以及奈米機械學的概念。奈米生物技術也開始受到重視。

目前生物技術相當熱門是眾所皆知的事，而奈米科技號稱是另一次新工業革命，兩項熱門課題合併，奈米生技

便成為擋不住的世界潮流了。

　　奈米（nanometer, nm）又叫毫微米，相當於十億分之一公尺，此一大小接近於分子結構或生物 DNA 的層次，所以奈米科技事實上就是微小科技。

　　奈米生物技術（Nanobiotechnology）是一門結合當今最熱門的奈米技術及生物技術兩個領域的新興科學，並且橫跨生命科學、醫學、物理學、和工程等相關技術。奈米生物技術最終目標是希望透過跨領域的整合，製造出各式各樣的人工生物結構，以解決許多生物學及醫學上的問題。

　　試想一種肉眼看不到的奈米監測器，可依不同診斷和監測目的而設定放置地點，也可以隨血液在體內運行，即時監控患者的血壓；或者，利用特製的超細奈米材料製成的機器人，進入人體的血管和心臟中，完成目前醫療技術所不能達成的血管修補、清除膽固醇、血脂肪、啟動細胞能量等工作。

　　早期有一部電影，叫「聯合縮小軍」，就是這樣的一個概念。（非常感謝一位東部的聽眾朋友，在收聽到飛碟早餐節目後，寄給了我一分「聯合縮小軍」的光碟片。）

　　透過奈米醫學，甚至可以利用分子工具和人體的分子知識，改善整個人類的生命系統，舉凡：修復突變的基因、殺死剛剛萌芽的癌細胞、捕捉侵入人體的病毒……等，將使得許多目前束手無策的癌症、愛滋病等治療出現一線曙光。

在專家們的讚嘆聲中，不難看出奈米熱正迅速地在世界蔓延，雖然肉眼看不到它，但應用卻已是觸手可及，而其影響性更將會令人嘆為觀止！

3 奈米技術知多少？

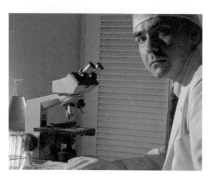

在自然界中存在大量的奈米級生物裝置，利用不同的能源，以驚人的效率與穩定性執行著每件任務，讓人體能健康的運作。例如細菌的鞭毛、負責轉譯蛋白質的核醣體（Ribosome）、專司細胞內貨物運輸的傳動素（Kinesin），都是常見的奈米生物系統。

自然界的系統或許是科學家努力模仿的對象，借鏡大自然是許多研發人員遵循的方針。但這些概念是否可能實現，則須仰賴機械工程與生物學的整合。

此次新加坡所使用的是天然甲殼素。而事實上，在人工材料方面，碳簇是目前最廣泛受到矚目的材料。碳簇由不同數量的碳分子所組成，種類繁多。而最常見、穩定性最高的碳簇結構為 C60 與 C70。

碳簇具有低毒性的特質，在骨骼中可逗留長達兩天之久，因此適合作為顯影劑。其「中空」的結構使其成為相

當合適的載體。除此之外，透過化學結構的修飾，碳簇極有可能成為新藥物的基本結構。

④ 奈米藥物的特性

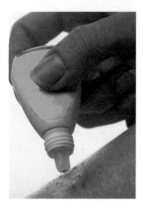

以現階段來說，半數以上的新藥有不易溶解和吸收的問題，未來勢必得縮小藥物的顆粒，提高藥物利用率。

奈米藥物不僅可以在血管和人體組織內自由活動，更因為表面積大，與人體組織能充分接觸，故吸收效果比傳統藥物好。

另一方面，利用奈米晶體技術，可以讓藥物轉變成穩定的奈米粒子，提高溶解性。目前的技術已經可以將藥物縮小到400奈米以下，口服或注射都不成問題。

另外，由於奈米技術能夠準確地導向定點給藥，特別是在腫瘤萌芽時期就可以予以殲滅，其精準的效果，外界稱它有如生物導彈。目前研發方向主要集中在癌症與愛滋病研究方面。

在抗癌方面，德國研究人員發現用糖衣包裹一定大小的奈米氧化鐵粒子可以成功逃過人體免疫細胞的攻擊，而安然進入腫瘤組織內並殺死癌細胞。

奈米生物導彈，由於對病變組織具有特別高的親和力

與殺傷力，可以選擇性的殺死腫瘤細胞，而不會損害正常
細胞。

除此之外，奈米生物導彈還可在人體內來回送藥、清
潔動脈、修復心臟、大腦和其他器官，患者不必承受具有
高度侵入性的傳統外科手術，將可大幅提升醫療品質。

5 奈米於醫療上的運用

在醫療檢測方面，奈米技術可大幅提高檢測儀器之精
密度，更可早期診斷出癌組織病變。主流技術包括：

A.量子點（quantum dot）

即奈米晶粒，不同大小的粒子在激發之後可釋放不同
的顏色。

B.量子條碼（nanobar codes）

則是以金屬粒子組成的結構，在適當的刺激之下並以
光學掃描設備判讀後，可出現專一性的圖案，進而達到辨
識的目的。運用這類技術可偵測的生物分子不計其數。

舉例而言，美國奈米生技公司的科學家利用奈米科技
偵測數百個原子大小的分子，當人體有心臟病、中風、感
染現象，與之對應的量子分子就會閃閃發亮，可提高疾病
辨識速度及精確度。

6 奈米產業飛躍中

在談到台灣之前,先看看美國。

「美國競爭力行動計畫」將於未來十年增列超過1360億美元經費,投入研發、鼓勵企業創新與強化基礎教育。在2007年的預算中,研發經費將高達1370億美元,較2001年增加50%。

在投入研發領域方面,將由所投入的個人電腦、網路、衛星通訊等研發領域,轉為強化奈米、高速運算與替代能源的研究。

然而,科學界普遍認為,奈米技術在醫學、製造業、材料和通信等行業具有廣闊的應用前景,據美國國家科學基金會NSF預測,未來十年,全球奈米技術市場規模將達到約1兆美元。

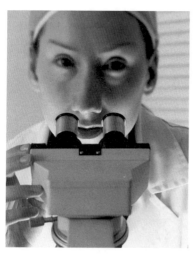
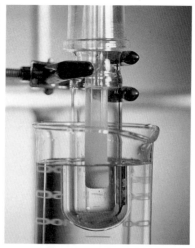

　　近年來，台灣為續保整體產業競爭優勢，且看好奈米科技的未來前景，以奈米科技來協助產業的發展，是台灣打造邁向「綠色矽島」之路的契機。因此，無論是傳統產業、科技產業或生醫產業，都可看到不少業者投入奈米科技應用。

　　有鑑於此，台灣於此領域正急起直追，為讓國內產業界充分瞭解該技術的發展與應用，日前工研院已成立「奈米產品製造暨檢測研發聯盟」。

　　由於奈米技術的大量應用可能要到 15 年之後，因此，2006~2008 年，應是成長與產業的整合期。

　　在這個階段，國內各產業將會具有奈米應用技術並衍生各項商品，而產業的競爭力也將逐漸強化，預期到 2008 年，應用奈米科技的產值，可望達到新台幣 3,000 億元，並進入產業的飛躍期，以期台灣能在 2012 年，達成奈米科技的產值達到新台幣 1 兆元的目標。

2 找出關鍵致癌基因

美國科學家 Dr. Pandolfis Laboratory，近期出版的《自然》(2005 年 1 月) 雜誌上報告說，他們發現了一種導致癌症的關鍵基因，也就是找到了癌症的總開關：一種被他們命名為波克曼 (POKEMON) 的基因。此基因不僅本身能使正常細胞發生癌變，而且還可以使其他致癌基因也發揮作用。

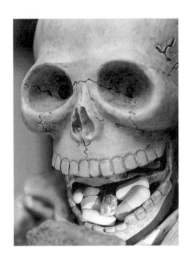

美國斯隆‧凱特林癌症中心 (Memorial Sloan-Kettering Cancer Center) 的科學家在報告中說，這種新發現的基因是幾種致癌基因中最關鍵的一種。

致癌基因的意思是說可導致細胞發生突變，並開始無控制地分裂，進而形成腫瘤的基因。

科學家指出，這個新發現的基因似乎可以控制細胞突變的整個過程，之前發現的致癌基因都不具備類似功能。他們將這種基因命名為「POK Erythroid Myeloid Ontogenic Factor (紅系髓性致癌因數)」，簡稱為「波克曼基因」。

科學家形容波克曼就像電腦遊戲裏的角色一樣，這個

小怪物有著極壞的脾氣，能夠導致其他致癌基因發作，最終能促使腫瘤形成，因此科學家們認為波克曼實際就是癌症的總開關。

1 癌症的總開關：波克曼基因

波克曼的活動與其他致癌基因完全不同。

其他致癌基因控制著癌細胞的增長，而波克曼則對癌細胞的一些重要特性產生影響。比如，使癌細胞獲得抗老化和抗死亡的能力（亦即不斷增生、長生不老）。

在研究過程中，發現了波克曼在淋巴瘤形成過程中所扮演的角色；但不僅限於淋巴瘤，科學家們已經知道許多腫瘤也有波克曼基因的存在，其中包括乳癌、前列腺癌、膀胱癌和肺癌的腫瘤……等等。

研究人員通過一項動物活體實驗，將波克曼基因插入老鼠細胞的 DNA 中，結果產生淋巴腫瘤（Lymphoma），因此證實了波克曼的致癌作用。波克曼基因產生的蛋白質會干擾其他正常蛋白質的活動，其中包括抑制腫瘤生長的 ARF 蛋白質，因而使得實驗中的老鼠患上了具侵略性的、致命類型的淋巴瘤。

進一步的研究中，研究人員利用組織晶片技術（tissue micro arrays）分析來自不同類型癌症患者的切片樣本。他們發現波克曼在一定類型的 B 細胞和 T 細胞淋巴瘤中，存在有相當高的數量。他們還發現具有高濃度波克曼蛋白質的

腫瘤組織，惡化的程度也愈大。

　　波克曼蛋白質是轉錄因數蛋白質家族的一員，並且在人類癌症發生中產生了突變。論文的第一作者 Dr. Takahiro Maeda 說到：「這種蛋白質很可能在固體腫瘤中也處於重要地位，而且研究人員目前已經能夠針對這些轉錄因數的活性進行幹預。」

② 癌症治療的新標靶

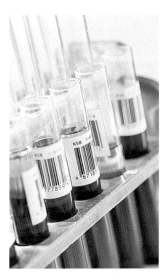

　　科學家在報告中指稱，他們已經尋找到阻礙波克曼基因活動的方法。他們認為，今後有可能通過控制波克曼蛋白質的方法來治療癌症。這種新基因的確定將為癌症治療提供一個新的靶標。

　　但更重要的是，由於波克曼蛋白質在許多癌症的形成過程中扮演關鍵的角色，因此它將成為各種癌症新藥物治療的一個高效能靶標。

　　由於波克曼能夠控制將正常細胞變成癌細胞所需的途徑。研究人員因此使用基因剔除技術（Knock out），當將老鼠身上的波克曼基因被剔除時，這種轉變過程就被抑制住，因此細胞也就不會再發生癌變。

未來可見的是，能夠抑制這種蛋白質功能的藥物將可能成為一種強有力的抗癌藥劑。

讀者有興趣可直接聯絡：

Department of Public Affairs

Memorial Sloan-Kettering Cancer Center

Tel ： 212-639-3573

E-mail ： publicaffairs@mskcc.org

③ 什麼是致癌基因？

致癌基因（oncogenes）是指會導致正常細胞發生癌變的基因。也就是說，致癌基因可以導致細胞發生突變，並且開始無控制性地分裂，進而形成腫瘤。

致癌基因不只一個，而且每一種癌症（肝癌、肺癌……）的形成，均需要很多個致癌基因同時產生作用才能發生，在不同的癌細胞也有不同的致癌基因。因此，如果波克曼基因是所有致癌基因的總開關，那麼只要關掉總開關就能關閉所有致癌基因，所以相當令人興奮。

我們每個人都是從受精卵經過分裂（division）及分化（differentiation）的過程，進而發展成「人」。其中，前致癌基因（proto-oncogenes）與抑癌基因（tumor suppressor genes）在整個過程中扮演著重要的角色。

前致癌基因在發育早期，負責促進細胞分裂；抑癌基因則在發育晚期，抑制細胞分裂並進行分化。

　　成人體內，大部分的前致癌基因都沒有活性，不具功能。假如前致癌基因異常活化起來，就被稱之為致癌基因。同樣的如果抑癌基因損壞的話，將無法抑制癌症。

　　人體細胞中估計有 20,000~25,000 個基因（尚無定論），其中前致癌基因約有 200 個左右，抑癌基因則也不少於 50 個。當致癌基因或抑癌基因的活性受到改變，就會產生癌症。目前已知的是，前致癌基因的活化是最常見癌症發生的原因之一。

4 已知的致癌基因

　　過去的 25 年，科學家曾發現十餘種致癌基因。

　　例如 ras 基因是目前在人類腫瘤中呈現活化狀態最普遍的致癌基因，分別命名為 N-ras 、 H-ras 及 K-ras 。

　　科學家們多年來在 ras 致癌基因的研究上，已發現此基因的突變現象存在於許多人類腫瘤組織中，包括：膀胱、乳腺、直腸、腎臟、肝、肺、卵巢、胰臟、胃，還有造血系統等。

5 p53 抑癌基因

　　當前致癌基因（好比汽車的油門）和抑癌基因（好比汽車的剎車），這兩類基因同時都受到破壞（突變）的時候，才會生長失控變成癌症（車禍撞死人）。

　　生活當中儘管產生基因突變及產生致癌基因的因素那麼多，但人類依然可以不產生癌症且平安生存的主要原因之一，就是因為有 p53 這個很重要的抑癌基因。

　　而基因被破壞掉的三個主要原因為：

- 物理性：如 x 光射線、陽光的紫外線、核能的輻射線。
- 化學性：如花生發黴的黃麴菌素、戴奧辛、工業污染（如苯）所產生的環境致癌物。
- 生物性：如因 B 型肝炎病毒長期感染而產生肝癌，人類乳突病毒感染的子宮頸癌及 EB 病毒感染的鼻咽癌。

　　以上這三種因素會造成我們的遺傳物質（DNA）產生突變。

　　目前所知有 80% 以上的癌症，都有發現 p53 基因被破壞。p53 之所以重要，是因為具有命令細胞不要再生長，專心從事修補受損 DNA 工作的功能，除了 p53 的剎車功能外，我們的身體也存在著有其他的保護功能，例如當細胞無法修補 DNA 時，我們也會命令細胞自殺。

　　另外，身體會抑制不正常的血管增生（anti-angiogensis），也就是不供給癌細胞養分，使癌細胞無法長大或是轉移。

　　由於 p53 也是個基因，也會受到損壞，當 p53 受到外界損壞時，保護功能就會喪失，癌細胞也就會比較容易產生，不過在我們身體當中有兩套 p53 基因，也就是有兩套剎車，一套來自爸爸，一套來自媽媽，都要失去效用後，才

會產生癌症。

　　不過，癌症的發生是多元的，是因為多重基因的損壞而造成。癌症的產生不是只有 p53 壞掉而已，必須也要有很多的前致癌基因同時變成致癌基因才會造成，所以也可以說癌細胞是很不容易產生的，讀者不必太過擔心。

3 | 荷爾蒙療法會致癌嗎？

國際癌症研究權威機構、世界衛生組織下屬的癌症研究中心，於2005年發表聲明指出，目前廣泛使用的荷爾蒙替代療法有致癌危險。

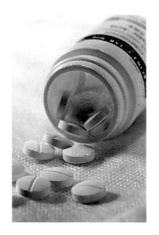

這是由21位科學家組成的研究小組，針對最近幾份世界一流研究成果進行分析後認為，荷爾蒙替代療法與乳腺癌之間存在某種關聯。

荷爾蒙替代療法是指婦女服用荷爾蒙藥物，來治療停經後或切除卵巢後的身體不適；更精確的說，就是使用雌激素療法（簡稱ET；雌激素，Estrogen，或叫動情素），或是雌激素＋黃體素療法（簡稱EPT；黃體素Progestogen，也有人叫黃體助孕素或助孕素）兩種療法。

雌激素療法早先被稱為雌激素替代療法（ERT），僅使用雌激素進行治療，而不使用黃體素。雌激素加黃體素療法就是雌激素與黃體素的混合療法。

每個婦女應該與醫師就服用雌激素（ET），或雌激素加黃體素（EPT）的利弊進行討論，並在權衡後作出正確的使用選擇。

以下文章我們就統一使用 ET 或 EPT 來加以區別兩種不同的荷爾蒙替代療法，以免讀者混淆。

1 使用雌激素的優點

經過多年的研究以及流行病學的數據證實，更年期後婦女接受 ET 或 EPT 療法的人有下列幾項好處：

● 以治療因為停經以後卵巢功能退化所引起的低雌激素症狀，如：臉部發熱、潮紅、盜汗、失眠、易怒、情緒不穩、性慾減低、陰道搔癢以及容易漏尿等症狀。

● 可以預防骨質疏鬆症，減緩因缺少女性荷爾蒙所引起的骨鈣流失。

● 預防心血管粥狀硬化，治療因缺少女性荷爾蒙所引起的高血脂肪症、高膽固醇症。

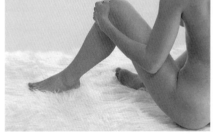

● 預防老年癡呆的發生。

2 使用 ET 或 EPT 的風險

不同的荷爾蒙替代療法會產生不同癌症的致癌風險。除了要考慮服用者年齡、體質等的不同因素外，更要弄清楚所服用的荷爾蒙種類以及其劑量。

A.乳癌

根據 WHO Pharmaceutical Newsletter 的資料顯示，ET 治療低於 5 年是沒有乳癌的風險，若使用 59 年，會增加一點乳癌的風險，但若是 ET 治療 10 年以上，則會增加 30~80% 罹患乳癌的風險。

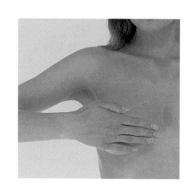

特別值得注意的是，黃體素雖然能夠在子宮抵消女性荷爾蒙的作用，進而預防子宮內膜癌的發生。但是停經後婦女接受 EPT 療法，即使服用超過五年以上，也不能減少乳癌發生的風險，甚至有研究報告顯示，這種合併療法反而會增加乳癌的風險，但仍有待釐清。

B.子宮內膜癌

來自瑞典的研究顯示，那些僅僅服用女性荷爾蒙 ET 療法的停經後婦女，所產生子宮內膜癌的風險，依照使用的時間長短，風險逐漸增加，以使用 10~15 年為例，風險可增加到 10 倍。但只要合併使用黃體素，此種風險便會降低。

可以這麼說，對於子宮內膜癌的發生機率，EPT 療法是非常的低，ET 則是隨使用時間變長而呈現增加的情形。

C.卵巢癌

大多數的研究結果顯示，更年期後婦女接受 ET 療法或 EPT 療法，均不會增加卵巢癌的發生機會。

D.子宮頸癌

不論 ET 或 EPT 都沒有足夠證據顯示與子宮頸癌的發生率有關。

E.大腸直腸癌

有兩個研究顯示 EPT 療法，不但不會增加，反而會減低 30~50% 大腸直腸癌的發生。

F.其他癌症

上述來自瑞典的同一研究顯示，停經後婦女接受 EPT 療法，膽道癌發生的機率也會減少 40%。

3 如何正確使用荷爾蒙？

該如何正確使用荷爾蒙，綜合美國相關研究單位的意見如下：

- 荷爾蒙替代療法只適用於短期內（一、兩年）以減緩更年期症狀。包括熱潮紅、夜間盜汗、生活品質降低，以及生殖泌尿道症狀，如陰道乾澀、性交疼痛（Dyspareunia）、頻尿和小便困難（Dysuria）。但並不建議使用期間超過 5 年，因為長期使用 ET 療法會提高乳癌和子宮內膜癌發生的風險。

- 不一定要長期使用：荷爾蒙替代療法雖然會預防骨質疏鬆和降低大腸癌發生率，但是因為有其他替代藥物或方法，所以不一定要長期使用它。

- 已有乳癌病史婦女不宜使用：接受 ET 或 EPT 療法的女性比起使用安慰劑組，會增加復發乳癌的機率。

　　因此，提供荷爾蒙替代療法給已有乳癌病史的婦女是非常不明智的，必須找尋其他替代方法來解除更年期的短期和長期症狀。

4 荷爾蒙療法的利弊

　　一項值得注意的消息是，瑞典的研究雖然顯示停經後婦女接受 ET 療法，乳癌發生的機會增加；但是婦女停經後接受 ET 療法，並不會增加乳癌的死亡率，也不會增加任何癌症的死亡率。

　　最可能的推測是，這些接受 ET 療法的更年期婦女，一來對自己的身體有比較高的警覺性，二來因為接受 ET 療法順便能接受醫師的其他追蹤預防檢查，因而也就可以早期發現疾病。

　　所以雖然乳癌和子宮內膜癌的發生率雖然提高了，但因為是早期發現，所以有完全治癒的機會，結果是死亡率降低。

　　ET 療法的長期分析顯示，致癌的風險遠遠低於骨質疏鬆症以及心血管疾病所引發的骨折、猝死風險。而心血管疾病、骨質疏鬆甚至於老年癡呆症都可以藉由 ET 療法來達到預防的目的。

　　由於現代人平均壽命的延長，現代婦女一輩子有 1/3 的

時光，停留在更年期後，因為接受荷爾蒙替代療法（ET 或 EPT），而提高了婦女停經後的生活品質，更是值得列入評估的另一項重要因素。

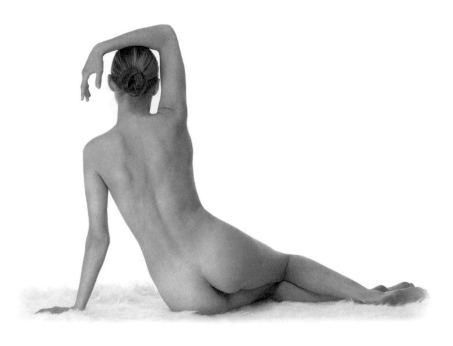

4 防止乳癌復發有新藥

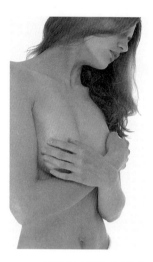

布魯塞爾國際乳癌研究組織於近年公佈一項大型研究結果，證明新一代的荷爾蒙治療（又稱激素療法）藥物芳香環轉化抑制劑（Aromatase Inhibitors，AI），比使用20多年的另一個防止乳癌復發用藥三苯氧胺（Tamoxifen），能更有效於降低乳癌的復發率。

荷爾蒙治療並不是新療法，三苯氧胺（又稱他莫昔芬，雄性激素類似物），便屬於荷爾蒙治療的藥物，用於防止乳癌細胞受女性荷爾蒙影響復發。

芳香環轉化抑制劑有三種，包括 Anastrozole、Exemestane 及 Letrozole

- Anastrozole：服用5年三苯氧胺(Tamoxifen)和 Anastrozole 的效果比較結果，後者比前者復發率降低18%。

- Exemestane：已服用三苯氧胺2~3年的婦女，轉服用 Exemestane 約2~3年（總共服用5年），復發率比連續服用三苯氧胺5年的婦女降低32%。

- Letrozole：已服用三苯氧胺5年的婦女，再加上服用

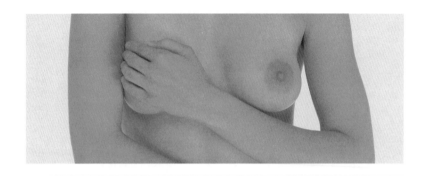

Letrozole 或安慰劑，前者較後者復發率降低 43%。若單獨使用 Letrozole（來曲唑），調查發現在 4300 名調查對象中，其癌症復發風險被降低了 19%，擴散風險被降低了 27%。有 84% 的患者被預測在手術後 5 年仍能健康生活。

　　停經後的婦女雖然卵巢停止分泌女性荷爾蒙，但身體其他組織像腎上腺會分泌一種物質，藉由「芳香環轉化」這種酵素轉化成女性荷爾蒙，進而刺激乳腺，有機會令 ER+（Estrogen Response Positive）的乳癌康復者復發。芳香環轉化抑制劑的作用，便是抑制這種酵素的功能，減少女性荷爾蒙的產生，減低復發的機會。

　　據統計，約有一半乳癌患者的癌細胞對女性荷爾蒙敏感。停經後的乳癌患者，屬 ER+ 的比例更高達 2/3。

　　如果是 ER 陰性的乳癌患者則不適合使用激素療法，且這類患者身上的癌細胞一般較「兇惡」，要靠化療藥物來預防復發。

　　基於以上的研究結果，美國臨床腫瘤學會（ASCO）建議

符合以下 2 個條件的乳癌患者，可以優先考慮服用芳香環轉化抑制劑作為其中一個治療選擇，以減低乳癌復發機會：

- 已停經婦女。
- 癌細胞對女性荷爾蒙敏感者（ER+）。

不過，芳香環轉化抑制劑會帶來骨質疏鬆的副作用，如果患者已經有骨質疏鬆的問題，則不適宜服用。

同樣地，三苯氧胺亦會增加子宮內膜癌的機會，有可能面對這項危機的患者，也不適合服用三苯氧胺或是芳香環轉化抑制劑。

1 什麼是乳癌？

乳腺癌（乳癌）是婦女最常罹患的癌症之一，世界各地每年都有超過 100 萬新的乳腺癌病例被確診，而每年約有 41 萬人死於這種疾病。

根據統計，台灣地區每年新增的乳癌患者已接近 4,000 位，且逐年有增加的趨勢。筆者所任教的陽明大學就有好幾位教授及職工罹患乳癌，且已有二人去世。乳癌的好發率與死亡率是僅次於子宮頸癌的女性癌症。而中國則是乳腺癌高發的國家。

此外，台灣乳癌患者目前面臨年齡層年輕化及診斷期別較晚的情形；台灣女性平均發現乳癌年齡約在 40~50 歲之間，較歐美國家約提早 10~15 歲。

乳癌是乳房腺管細胞或乳管末端腺泡細胞，經由不正

常分裂、繁殖而形成的惡性腫瘤。

當腫瘤擴散到乳房外，癌細胞常在腋下淋巴結中被發現。如果癌症到達這些淋巴結，表示癌細胞可能已經擴散到身體其他部位的淋巴結和其他器官，像是骨骼、肝臟或肺臟等部位。

2 乳癌治療新發現

A.電腦輔助診斷更準確

美國一項新研究發現，電腦輔助系統能夠幫助放射科醫師更加細緻地進行乳腺腫瘤檢測，提高乳腺癌診斷率的正當性。

研究人員選取了 201 名患有不同類型乳腺腫瘤的女性，利用電腦輔助系統進行檢測，並以活組織切片檢查進行驗証。結果發現，電腦輔助系統總體的乳腺腫瘤檢測成功率為 89%。

從乳腺腫瘤大小來看，該系統對 5 毫米大小甚至更小的乳腺腫瘤的檢測成功率高達 92%， 11~15 毫米大小腫瘤的檢測成功率為 94%。

B.阿瓦斯丁可幫助治療乳腺癌

在化療的同時使用抗癌藥物阿瓦斯丁（AVASTIN）能控制乳腺癌的發展，使其在較長一段時間內不會惡化。

阿瓦斯丁是一種抗血管生成的藥物，它能阻斷對腫瘤

生長非常重要的血液供應，而阻止癌細胞生長。研究人員結合紫杉醇化療合併使用阿瓦斯丁對乳腺癌患者進行治療。結果顯示，這種方法使癌症處於穩定狀態的時間延長。

在此之前，科學試驗已經表明阿瓦斯丁對晚期直腸結腸癌的治療有幫助作用。另外，它在治療局部晚期或轉移性非小細胞肺癌的方面也有顯著效果。

C.乳腺癌患者宜多活動身體

波士頓，布里格姆婦科醫院在《美國醫學會雜誌》發表論文說，乳腺癌患者經常活動身體，可以增加存活機會，減少癌症復發的風險，即使每周步行時間僅 1 小時也是有幫助。

最新報告說，雌激素能刺激最常見的乳腺癌腫瘤生長，而經常鍛煉其身體可減少雌激素的分泌，從而有助於延長患者的生命。

研究人員分析 3,000 名乳癌患者 18 年來的數據發現，每週步行 3~5 小時的患者，與每週步行時間不足 1 小時的患者相比，其因癌症死亡的風險減少了一半。

然而並不是步行時間愈長就愈好，步行時間如果超過 5 小時和步行 3~5 小時的效果是一樣的。

D.維生素 D 降低罹患乳癌發生率

研究發現大量攝取維生素 D 的婦女患乳癌的機會較

低，顯示這種「陽光維生素」能夠預防多種癌病。

　　體內含有高水準的維生素D意味乳癌風險降低50％，即使攝取量不是高太多，全美婦女每年的乳癌案例將會減少20,000宗。

　　加拿大進行的另一項研究發現，喜愛戶外活動或者從食物或添加劑中攝取大量維生素D的婦女，尤其是在少女時代，患乳癌的機率較攝取量低的婦女低25~45％。然而，身體要靠接觸陽光來製造維生素D，但曬太陽是一個爭議性問題，因為可能導致皮膚癌。許多專家認為每週幾次，每次15分鐘不會有問題。

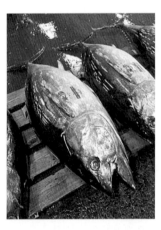

　　鮭魚、鮪魚和其他多油的魚都含有維生素D，維生素D亦常被加入牛奶中，但真正進入血流中的維生素D從飲食中吸取的只占非常少。

　　維生素D有麥角鈣醇（D_2；ergocalciferol）與膽鈣醇（D_3；cholecalciferol）兩種，前者由植物性食品中，後者由動物性食品而來，或是由體內的去氫膽固醇轉換而成，轉換反應由光能催化，並不需要酵素的參與。

　　因此，曬太陽產生足夠的維生素D是相當重要的。

3 什麼人容易得乳癌？

- 初經早於 12 歲，停經晚於 55 歲的婦女。
- 有乳癌患者之家庭，尤其母親或姊妹患有此病者。
- 從未生育者或 30 歲以後才生第一胎者，也有較大的罹癌可能。
- 卵巢癌及子宮內膜癌患者。
- 停經後肥胖者。
- 重度喝酒者。
- 攝取高脂肪、高熱量食物的婦女。
- 口服避孕藥及停經後補充荷爾蒙者（仍在爭論中）。

4 乳癌的分期

- 零期：又稱原位癌，指癌細胞仍在乳腺管基底層內。
- 第一期：腫瘤小於 2 公分，且無合併腋下淋巴結轉移的浸潤癌。
- 第二期：腫瘤大於 2 公分，或小於 2 公分，但轉移至腋下淋巴結者。
- 第三期：又稱局部廣泛性乳癌，指腫瘤大於 5 公分，且腋下淋巴腺有癌細胞轉移，或有胸壁皮膚的浸潤乳癌。
- 第四期：又稱轉移性乳癌。已有遠處器官轉移，如轉移到肝、肺、骨骼、腦部位。

5 乳癌發生的症狀

早期乳癌通常不會引起疼痛。

事實上，當乳癌開始形成時，可能完全沒有症狀。但是隨著癌症的生長，應可發現在乳房附近或腋下的區域有腫塊或變厚、乳房大小或形狀改變、乳頭有分泌物、乳房、乳暈或乳頭有顏色或皮膚感覺的改變（如凹陷、皺摺或呈麟狀）等症狀。

如果女性們注意到這些變化時，應該立刻去看醫師。雖然大部分可能不是癌症，但是必須靠醫師來確定。

6 乳癌的診斷

根據統計，零期癌（原位癌）的婦女，其十年存活率幾乎達 100%。而第一期的患者存活率也高達 80% 以上。如果早期發現女性會有更多治療的選擇，並且有完全復原的機會，筆者特別提醒大家，不要相信偏方。有歌星在初期被診斷出來，本來有機會治癒，但卻迷信廟裡的香灰可治病，結果延誤治療時機，最後往生，甚為遺憾。

因此，如何使乳癌盡早被偵測出來是相當重要的。女性對乳癌的早期偵測必須採取主動的態度。方式包括：

● 乳房自我檢查。

● 臨床乳房檢查（由醫師或護士操作）。

● 乳房 X 光檢查（乳房攝影術）。

要提醒讀者的是：過去三十年乳癌的診斷及治療皆有長足的進步。乳房攝影技術配合電腦輔助系統的進步與普及，更是降低了 25~30% 的死亡率。而化學及荷爾蒙治療的發展，有效降低了 15~25% 的死亡率。因此，大家不需要過分擔心。

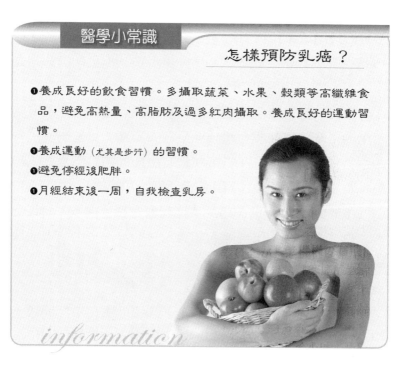

醫學小常識

怎樣預防乳癌？

●養成良好的飲食習慣。多攝取蔬菜、水果、穀類等高纖維食品，避免高熱量、高脂肪及過多紅肉攝取。養成良好的運動習慣。
●養成運動（尤其是步行）的習慣。
●避免停經後肥胖。
●月經結束後一周，自我檢查乳房。

information

5 | 戴奧辛污染台灣知多少

2005 年的 6 月，台灣社會出現二則與戴奧辛有關的新聞重大事件。

第一則是彰化縣線西鄉發現鴨蛋中含有高量的戴奧辛，因此農政單位從 2005 年 3 月到 6 月間，私下銷毀了近 15 萬台斤的鴨蛋，撲殺了 2 萬多隻蛋鴨，但更離譜的是查不出污染源，所以造成重大新聞事件。

第二則是台灣早期在台南鹿耳門溪附近有一個製造防腐劑的工廠，以前叫台灣鹼業公司安順廠，目前屬於民營的中石化開發公司，此工廠在當時生產的防腐劑是五氯酚鈉，而其製程中所產生之副產品，即為戴奧辛。

由於此 40 多年前的污染案比想像中嚴重很多，而且受害人愈來愈多，卻出現無人願意負責的情況，台南市環保局找中石化負責，中石化推給中央政府，中央政府推給中油，就因此推來推去，推成了重大新聞事件。

由於這二則新聞攸關我們子子孫孫的生存環境問題，相當重要，所以特地提出來討論，除讓大家知道所有情況外，亦提醒大家多多關心。

1 彰化線西鴨蛋事件

一個鴨蛋竟然每公克脂肪含 32.6 皮克的戴奧辛，高於歐盟標準 10 倍，台灣鋼聯疑為污染源。除此之外，彰化縣內亦發現 7 處地點被不肖廠商亂倒集塵灰。

在此同時，環保署卻要開放輸入國外的有害廢棄物來國內處理！國內的廢棄物都無法妥善處理，且有人亂倒、亂埋的情況下，又要開放國外的廢棄物到國內處理，你認為合理嗎？

為探究彰化縣線西鄉及伸港鄉鴨蛋戴奧辛偏高原因，環保署、農委會及衛生署所共同邀請的學者調查小組已完成初步調查報告。

根據調查報告顯示，彰化縣線西鄉及伸港鄉 9 處蛋鴨場，其中 6 處蛋之鴨蛋，戴奧辛值略高，顯示偏高現象是局部性。而各鴨場因地理位置及環境特性不同，其可能來源應屬多重性，包括：落塵、集塵灰非法棄置、土壤、植物及餵食材料等，且個別鴨場的各項來源比例亦不同。

另外，依據鴨蛋戴奧辛含量及民眾鴨蛋攝食量，估算健康風險評估結果，國人膳食戴奧辛暴露總量並未超過世界衛生組織之戴奧辛每月容許攝食量建議值，亦不致產生慢性健康效應影響，因此專家建議民眾毋須太過恐慌。

然而，彰化線西鄉爆發鴨蛋感染戴奧辛事件以來，農委會為了追查戴奧辛來源及鴨子為何會感染到戴奧辛，在當地放養了一批實驗鴨，經實驗結果發現養在地面上及籠子裡的鴨子，戴奧辛含量不會危害人體，因此決定讓鴨農

復養，但仍需等環保單位將池子裡的污泥清除，預計最晚在 2006 年 6 月底，鴨農就可以重新養鴨了。不過有趣的是，污染源依舊未確定？

2 台鹼安順污染事件

　　為瞭解此一事件，我們先將台鹼安順廠的地理位置向讀者說明一下。

　　打開地圖，鹿耳門位於台灣南部安平以西 30 公里處，因為「有山對峙如鹿耳」，所以稱之為鹿耳門。 1624 年荷蘭人從台南附近的臺江登陸，侵入台灣， 1661 年，鄭成功親率甲兵及戰船，驅逐侵佔台灣的荷蘭殖民者，一舉收復台灣。

　　隨著時間的推移，鹿耳港早已成為歷史遺跡，而台鹼安順廠就位於鹿耳門溪南側約一公里處。

　　台灣光復後，台鹼安順廠是當時熱門行業，正因為台鹼公司的待遇好，員工水準高，就如同現今的台積電員工，因此大學化工系畢業生紛紛想進台鹼安順廠，就連中油還落在台鹼後面。諷刺的是，早期曾為台南市最為繁榮之地，數十年後，卻為世紀之毒──戴奧辛所污染。

　　負責調查的工研院環安中心研究組經理宋德高作如上的表示，台南「中石化戴奧辛污染」的實際狀況顯然比認知的情形更為嚴重，工研院遂於 2005 年 7 月擴大調查，特別是顯宮里的社區與學校土壤檢測，追查居民生活的空間

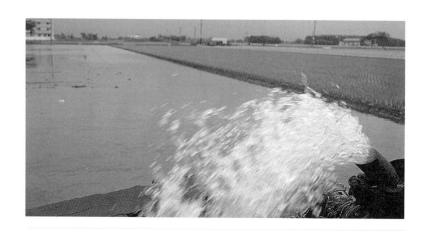

受污染情況。

　　結果顯示，竹筏港溪底泥的戴奧辛含量，突破 1,600 皮克以上，雖然對於底泥的戴奧辛含量還沒有標準，但根據環保署公佈的土壤戴奧辛含量標準，不得超過 1,000 皮克，因此竹筏港溪的底泥亦可以被認定超出土壤的含量標準。

　　目前養殖業者已很少使用竹筏港溪的水，但安順廠海水貯存池之前曾經排放到鹿耳門溪，鹿耳門溪附近都是養殖漁業，環保署懷疑漁塭已受到嚴重污染。

　　戴奧辛及汞存在於社區土壤裡的含量到底有多少？

　　環保署環檢所曾在 2002 年 10 月、11 月與 2003 年 2 月，針對中石化安順廠區外二等九號道路底下及草叢區進行 3 次採樣，共有 30 個採樣點。其中 21 點戴奧辛含量超過管制標準，不合格率高達 7 成，另有 10 個採樣點汞含量超

過管制標準，不合格率達 3 成。台南市環保局已將安順廠前二等九號道路受污染的路面全部刨除，並存放在安順廠內，但廠區旁就是顯宮里。

台灣製鹼公司安順廠舊址 30 公頃土地嚴重遭受汞及戴奧辛污染，其中竹筏港溪底泥戴奧辛含量高達 1,670 皮克，魚塭土堤更高達 3,700 皮克，而海水貯水池四周汞的濃度 6.31ppm，戴奧辛為 136 皮克。

根據成功大學毒物中心的檢測報告：住在中石化安順廠貯水池旁的林枝村、吳信夫婦，因為長年捕食被污染水池的魚蝦，66 歲的林枝村已病故，65 歲的吳信則重病在床，吳信血中戴奧辛濃度超過 300 皮克，不但是國內最高，更是世界現有文獻上戴奧辛濃度最高者。

3 失落的記憶：台鹼安順廠沿革

台鹼安順廠是在 1942 年由日本鐘淵曹達株式會社強租民地所興建，為日本海軍製造毒氣的工廠，抗日戰爭期間曾遭盟軍轟炸致局部毀損，1946 年台灣光復後經政府派員修復開工，1951 年更名為台灣鹼業公司安順廠，隸屬經濟部國營事業，所有權由經濟部及省政府所共有。

但到了 1982 年因經濟因素關廠，並於隔年奉政府命令與中國石油化學工業開發股分有限公司（中石化公司）合併，仍屬中油子公司，之後中石化進行民營化，中油出售中石化股票進帳 180 億，中石化遂成為民營化之公司。

光復初期，台鹼利用水銀法電解濃鹽水（海水）製成氯氣（C12）和片鹼（NAOH），因此也有人稱鹼氯工廠（如右圖）。每生產一噸的NAOH就要消耗150~260克的汞，而其中50%的汞存在廢海水中，此廢海水被當做廢水排放，因而造成河川及海洋的「汞」污染。

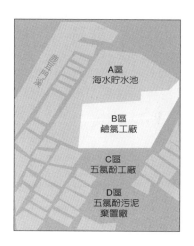

A區
海水貯水池

B區
鹼氯工廠

C區
五氯酚工廠

D區
五氯酚污泥棄置廠

1964年台鹼成功試製五氯酚鈉成功，五氯酚鈉主要是用於農藥及木材的防腐劑，1969年實施增產計畫，並興建當時號稱東亞最大可日產四公噸的五氯酚鈉工廠，而其副產品即為世紀之毒——戴奧辛，因此造成嚴重的戴奧辛污染。1982年在環保與經濟因素的考量下，停工關廠。

4 責任究竟誰來負？

台鹼安順廠戴奧辛、汞污染案延宕多年，然而環保團體要求經濟部及中油公司既然是官股代表，便應負起賠償責任。

環境保護署表示依「公司法」規定，中石化公司與台鹼公司在1983年合併成為存續公司，自然得概括承受各項

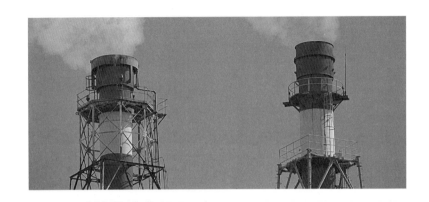

權利義務。

　　但中石化公司是獨立法人，經濟部及中油公司縱使持有股分，卻不是公司管理人，因此，依現行的「土壤及地下水污染整治法」，無法要求其必須負擔污染行為人的責任，縱使經濟部及中油持有股分，但依現行法令規定，尚無法要求其負擔污染賠償責任。

　　針對台鹼安順廠土地遭戴奧辛污染案，目前該土地所有者中石化認為當初是政府命令台鹼與中石化合併，使中石化接受該筆土地，但台鹼在隸屬經濟部國營事業生產營運達 40 餘年，污染行為人是政府，因此中石化認為該地的後續善後事宜理應由政府負完全責任。

　　原國營事業台鹼安順廠遭戴奧辛污染案，有其歷史發展特殊背景，現已成為經濟部、中石化公司兩造間難解的懸案。

　　由於中石化公司在政府民營化政策下，現已轉為民營

企業，對過去在國營企業期間奉命合併台鹼，以致今天中石化背負該污染地所有者遭到極大壓力，中石化未來不排除透過行政訴訟或循法律途徑解決。

但依筆者意見，政府應出面解決，殆無疑義，因此也曾在飛碟早餐中呼籲政府負起責任。

2005 年 7 月，就在飛碟早餐播出後一個月，此項戴奧辛污染案終獲中央同意賠償 13 億元，計劃分五年發給生活照顧津貼、死亡補助、收購附近 27 公頃禁養區水產品、疏濬竹筏港溪及鹿耳門溪，並針對居民每年兩次的健檢及後續醫療費用成立健康照護專案等。

可惜的是，中央各部會對於賠償金發放仍未整合，賠償對象還有疑義，以至迄今除禁養區水產品補償外，受害居民仍未領到相關賠償。

5 世紀之毒：戴奧辛

根據記載：約 85 公克的戴奧辛溶於飲水中，就可以毒斃整個紐約市所有市民。

戴奧辛被稱為世紀之毒，1 公克就能毒死 1666 人，毒性是氰化物的 83 倍，結構如下頁附圖。戴奧辛並無任何商業用途，它是當含氯物質燃燒時或製造含氯物質時，所產生之有毒產物。

戴奧辛不溶於水，為脂溶性物質，可透過食物鏈持續累積，稱為世紀之毒，戴奧辛的毒性是砒霜的數千倍。

戴奧辛的化學性質為強安定性、結構穩定、不具活性，且與水之溶解度非常不好（脂溶性高）、揮發性非常低，不易熱解（大於700℃）、光解、被微生物分解、被代謝，且半衰期長，具生物累積與放大性質。

戴奧辛進入人體的途徑，有90%的來自我們的日常飲食（如乳製品、蛋、及魚，而魚的腸和肝臟含量最多）。2~3%來自呼吸（土壤和空氣）。

〈戴奧辛分子結構圖〉

當醫院燃燒含氯塑膠之廢棄物，如聚氯乙烯（PVC），戴奧辛會從焚化爐的煙囪排出，然後它將被風帶到土地上或水中。戴奧辛可以飄送幾千哩遠，放牧的動物和水中的魚會攝取這些戴奧辛，但卻無法分解他們，因此他們將進入食物鏈中。

戴奧辛因為乳奶含高濃度脂肪，因此嬰兒暴露的劑量約為成人的50倍。每個人身上多少都有戴奧辛，這是因為戴奧辛不能迅速被環境分解，會在人體中累積，持續少劑量的暴露會在組織中漸漸累積。

世界上多數國家的戴奧辛主要來自露天廢棄物、電

纜、垃圾焚化爐的燃燒，尤以燃燒塑膠和其他含氯物質、
人為之燃燒行為所產生的為最多。

根據美國《化學與工程新聞》周刊的報告，美國空氣
中的戴奧辛有 1/3 來自焚化爐， 1/3 來自鄉間焚燒廢物，其
他如醫院焚化廢棄物、銅鐵礦冶及水泥凝固等都會產生戴
奧辛。其中以塑膠類，尤其是聚苯乙烯（PVC），在焚化過
程中產生的戴奧辛最為顯著。

雖然不論從空氣或經由皮膚短暫的接觸戴奧辛，造成
的傷害並不大，但是戴奧辛很容易溶於生物體的脂肪組織
中，且又不易被代謝掉，因此會長期累積在體內，當累積
到某一濃度時，就會造成傷害。

如果戴奧辛從焚化爐釋放到大氣層，它會散佈在河
川、海洋及平原上的植物中，而生活在這些區域的魚類等
水產生物首當其衝遭受污染，若我們長期食用這些魚類，
或喝了受污染牧草區的牛奶也可能無辜受害。

1999 年 6 月，比利時乳製品傳出戴奧辛污染事件（有可
能是多氯雙苯污染），使得世界各國大為恐慌，紛紛禁止比利
時的食品輸入即是一例。

6 戴奧辛對健康的影響

依據日本的「戴奧辛容忍量」標準是每日每公斤體重 4
皮克（4 皮克是 4 公克的兆分之一），這也是國際衛生組織的標
準。譬如 60 公斤體重的容忍量是每日 240 皮克。

　　1999 年日本大阪醫大植木實教授發表的報告指出，戴奧辛會直接穿過孕婦的胎盤而影響胎兒。他針對 10 位母親做實驗，結果發現這 10 位婦女的血液，平均每公克脂肪即含有 22.7 皮克的戴奧辛，而胎兒的血液（臍帶血）也含有 20.5 皮克。這比日本政府規定的容忍量要高出幾倍。

　　戴奧辛對健康的影響，最直接的就是致癌。國際癌症研究中心（IARC）證實，戴奧辛會致癌，包括軟組織肉瘤的發生率增加，以及肝癌、肺癌、胃癌、淋巴癌、呼吸道癌症、非哈金氏淋巴瘤發生率亦有增加的現象。

　　另外，也可能會導致神經病變、雄性激素含量降低、生殖能力降低、畸胎、免疫力降低、淋巴功能退化、影響白血球之成熟與分化等影響。

　　人類過去曾經兩度遭受戴奧辛的大規模污染。

　　一次是 1970 年代越戰時美軍大量散佈枯葉噴藥，而枯葉噴藥即含有戴奧辛的雜質，受害者超過百萬人。

　　另一次則是 1976 年，義大利北部西比索市發生化學工廠爆炸，其主要產品是三氯酚，副產品是戴奧辛。這次爆炸造成戴奧辛四處流竄，有好幾千人遭到毒害。當時被污染地區的許多孕婦流產，或生出多種缺陷的嬰兒。

6 活化自然殺手細胞：免疫療法

　　美國田納西州聖祖德兒童研究醫院科學家，於最近開發出一種大量培養轉基因自然殺手細胞（Natural Killer Cell；ＮＫ細胞）的方法，這樣培育出的轉基因自然殺手細胞可以有效殺死白血病癌細胞，有望大幅增加白血病的治療成功率。

　　在所有人類免疫系統的武裝部隊中，自然殺手細胞是最活躍的，是我們防禦體系中第一線對抗突變的自體細胞（癌細胞）或被病毒感染後的自體細胞。

　　它們是淋巴球的一種，但它們不具備記憶，也就是說它們不是我們打疫苗後，所產生的那一種有記憶的抗體。

　　自然殺手細胞在正常人體占有約所有淋巴細胞的5~16%。由於它們天生就是對抗癌細胞的部隊，因此開發它的抗癌功能是近年來癌症研究的重點。

　　聖祖德兒童研究醫院的坎帕納博士等人在《血液》雜

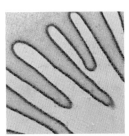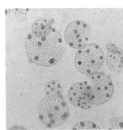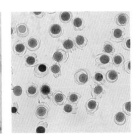

誌網路版上發表論文說，先前用自然殺手細胞治療白血病的研究進展不順利，主要是自然殺手細胞對白血病細胞不敏感，難以在實驗（體外）大量培養，而他們最近這方面取得了重大進展。

研究人員首先使用了含有各種免疫細胞的血樣，將其與經過轉基因處理的 K 562 人類白血病癌細胞混合培養。這種白血病癌細胞經轉基因處理後，表面帶有「4－1 B B L」和「I L－15」兩種蛋白質。

研究人員發現，轉基因白血病癌細胞能刺激血樣中自然殺手細胞大量生長，其數量很快達到原先的 10,000 倍，這使得自然殺手細胞能夠被純化出來。

此後，研究人員對純化出來的自然殺手細胞進行轉基因處理，使其表面生成能識別白血病癌細胞的受體蛋白。這種受體蛋白能與白血病癌細胞表面的蛋白質「CD19」結合，促使自然殺手細胞能準確地擊殺白血病癌細胞。

坎帕納博士在論文中說，他們的方法能從少量血樣中培養大量自然殺手細胞，從而使自然殺手細胞能實際應用於白血病治療，這尤其適用於接受骨髓移植治療的白血病患者。

醫師可以用骨髓捐獻者的血樣大量培養轉基因自然殺手細胞，然後在移植手術後注射到接受骨髓移植的患者體內，消滅殘餘的白血病癌細胞，以避免癌細胞復發，大大地提高骨髓移植的成功率。

研究人員說，他們將很快對患有急性淋巴性白血病的兒童進行臨床試驗。如果試驗顯示積極效果，這種方法會成為白血病治療的利器之一。

1 何謂免疫系統？

免疫系統（Immune system）是一個抵抗病毒、細菌、寄生蟲和一些毒素等病原體的多細胞機體。而病毒、細菌及寄生蟲都叫做病原。

人體的皮膚及黏膜組織是抵抗病原的第一道防線。這些黏膜組織的細胞與細胞間排列十分緊密，使細菌無隙可乘，這些細胞所產生的抗體，可與病原結合，使病原變成無害。這道防線的堅固與否，直接影響疾病發生的機率，例如皮膚有傷口或口腔黏膜破損。

而當入侵物超越了第一道防線，此時內部將產生第二道防線，當體內有外來物入侵時，吞噬性的細胞如單核球或巨噬細胞，會把入侵物吞噬，而當入侵者極強悍，單核球或巨噬細胞無法制伏時，此時巨噬細胞就會發出訊息給 T-cell 及 B-cell，而後 T-cell 就會幫助 B-cell 產生抗體，而抗體是具有「專一性」及「記憶性」的。

抗體接著就可產生一些物質與補體合作使病菌破裂，或是當抗體依附在病原菌表面時，結合補體，使入侵者活動力減弱，幫助巨噬細胞將其吞噬。

假設這二道防線都無法遏阻入侵者，則病原就開始在

身體組織及血液內繁殖，造成單一器官發炎，如肺炎、膀胱炎等，再嚴重些，就會造成多重器官發炎，造成死亡。

免疫系統通常由幹細胞產生的白血球所構成，可以分為兩部分：

A.體液免疫系統

抵抗體液（例如血液）中的病毒和細菌。它主要通過免疫球蛋白，來完成免疫反應。抗體由 B 細胞所產生。

B.細胞免疫系統

處理被病毒感染的細胞，剛剛已經提及，第一線是由 NK 細胞所執行。接著則是由 T 細胞所完成。

T 細胞有兩種：

- 細胞毒性 T 細胞（Cytotoxic T cells，CD8+）：通過 T 細胞的受體探查其他細胞的細胞膜識別被感染的細胞。如果發現受感染的細胞，它們將發出信號要求細胞「自殺」，以消滅被感染細胞和在生產中的病毒。

- 輔助性 T 細胞（Helper T cells，CD4+）：與巨噬細胞結合，生細胞激素（白介素）來誘導 B 細胞和 T 細胞的增殖。

免疫系統最基本的結構可分為二部分：

- 原發性淋巴器官（Primary Lymphoid Organ）：主要是指胸腺及骨髓，人體的淋巴幹細胞（Lymphoid stem cell）在此分化為淋巴球，進而增殖成熟為具有保衛人體功能的細胞。

- 繼發性的淋巴器官（Secondary Lymphoid Organ）：主要是指

脾臟、淋巴結及黏膜相關組織，也包括扁桃腺及腸道的 Peyer 氏斑（特別是在胃腸道的黏膜下層），因為淋巴球自原發性淋巴器官產生後，便遷移到繼發性淋巴器官，接著在繼發性淋巴組織內更進一步分化並且活化。

2 現行治療癌症的方法

目前癌症的治療方式，主要為下列幾類：

A.化學治療

所謂化學療法是指，利用化學藥物殺死癌細胞的一種方法。

化學療法一般採取分量分期給予，也就是採取短期大量，或較長期低量的方法，依患者的體力及病情的需要，作不同的治療計劃。又依病情需要，化療可在手術前給予、手術後給予、合併放射治療或單獨給予等。

但由於化療藥物在消滅癌細胞時同樣會使正常的細胞受影響，同時治療時必需完成療程，效果才會顯著，所以對於身體極度衰弱，存有感染，或仍有前次治療時藥物毒性的情形，必需慎重考量。

B.手術治療

所謂手術治療是指我們可以透過手術切除腫瘤，以及附近可能含有癌症細胞之組織，並藉由取得腫瘤的組織，分辨細胞的型態去訂定治療的方向，以增加後續治療成功

的機會。

C.放射線治療

放射線治療在臨床醫學上，已是一種有效而高度專業化的癌症療法，主要是應用高能量的遊離輻射消滅或控制癌細胞生長的方式。

最常見的有 X 光線、電子射線、伽馬射線、質子射線等，可依腫瘤的特性和範圍，選擇最適當的治療射線殲滅癌細胞。

③ 突破性的抗癌療法

上述三種傳統療法有時會產生很大的副作用，尤其是服用多量的抗癌化學藥劑和接受大量的放射線照射，對患者無疑是相當大的體力負擔。因此，最近第四種新抗癌療法，也就是免疫療法——活化自然殺手細胞療法。

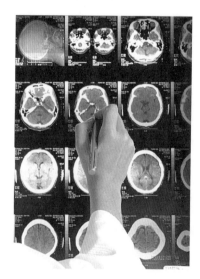

此種療法就是提高癌患者自身的免疫能力來治癌的療法。換句話說，這是最自然且無副作用的抗癌療法。我們體內免疫系統的淋巴球，不僅只是抵抗外來侵入的細菌和濾過性病毒，並且

也可以攻擊體內的癌細胞。

最被民眾所知的體內免疫淋巴球就是 T 殺手細胞（Killer
T cell = killer T）和自然殺手細胞（Natural Killer cell = NK cell）。

體內 T 細胞需要經過抗原抗體反應產生記憶後，才能
殺死癌細胞，但 NK 細胞是不需要經過抗原抗體反應，不需
有記憶即可直接殺死癌細胞。

從試管實驗中顯示，NK 細胞的殺傷能力是 T 細胞的五
萬倍強。到目前為止，我們所知道的 NK 細胞是體內攻擊癌
細胞最強的淋巴球。

4 NK 細胞的大量培育

除上述美國科學家使用轉基因技術得到大量 NK cell
外，日本科學家曾鎮武醫師也已成功地在人類血液中純化
出 NK cell，這是一個很重要的步驟，其純化的純度，足以
影響後面的治療效果及副作用的大小，接著曾醫師將純化
出的 NK cell 再用 interleukin-2（白介質-2）去刺激它，使其增
生。

一般健康人體內的 NK 細胞個數為 1~5 億，而一次 NK
療程下（抽出10cc自體血液，增生後，再打回體內稱一個療程），打
回患者的體內的 NK 細胞個數，相當於 10 個健康人的 NK
細胞個數。而治療期間則因病患本身的病情而異，原則上
在開始的集中治療期之間，可每星期治療或者是隔週治
療，前後共做 8~12 次，過了集中治療期後的維持治療期則

只需 2~3 個月做一次。

由於它是針對個人的醫療，且完全是用患者本身的自體細胞，所以沒有痛苦及副作用和排斥反應，是種簡單有效而又安全的最新抗癌療法。我們確信在不久的將來 NK 自我免疫抗癌療法一定會被普及。目前台灣新光醫院及馬偕醫院已進行臨床試驗中。

5 菇類是天然抗癌劑

2005 年 3 月，新加坡國立大學醫學院研究人員發現，金針菇和香菇中含有的免疫調節功能蛋白質，可以提高人體免疫力，有助於預防和治療癌症。

他們正在為這個研究成果申請國際專利，並希望與藥廠合作，將這種蛋白質製成病毒疫苗輔助劑，或利用遺傳工程方法研製癌症細胞疫苗。

該校微生物系 Mary Ng Mah Lee 教授則發現香菇中所含的香菇多醣體（Lentinan）有許多增強免疫力的特性，如強化自然殺手細胞，從而改善免疫功能，預防和治療癌症。

實驗顯示，食用香菇多醣體 7 天的實驗鼠在接受癌細胞注射後，95% 的腫瘤被抑制；而已患癌症的實驗鼠在食用香菇多醣體後，其腫瘤縮小了 85%。研究人員已經找到一種新的香菇多醣體提取方法，產量比傳統提取方法高 200 倍，可望降低這類療法的成本。

6 金針菇抗癌實際案例

TVBS 在 2005 年 10 月針對飛碟早餐醫學新知「金針菇抗癌免疫療法」的專題，報導高雄溫先生的案例。以下為摘錄自 TVBS 網路新聞：

吃金針菇讓媽媽的腫瘤變小了！
A.第一個偶然

家母於 2005 年 3 月底在臺北宏恩醫院檢查出肝內有一個 12.2 公分直徑的腫瘤。並經複檢確定，血液內甲型胎兒蛋白 AFP 飆高到天文數字，難怪好幾個月來家母體力大降，胃口大缺，家庭麻將打不到一個東風圈就因小腿水腫無法久坐而罷手。

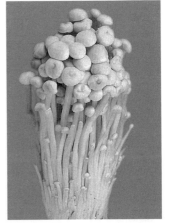

醫師說：「90 歲了，不適開刀，不宜化療，只剩下 1~2 年壽命」。全家頓時處於愁雲慘霧中，一籌莫展，這是第一個難過的偶然。

B.第二個偶然

趙少康先生主持的飛碟早餐節目，請陽明大學醫學院藥理研究所的潘懷宗教授主講「醫學新知」，他也是現任的臺北市議員，表現傑出。

潘教授那天選擇癌症為主題，提及 2005 年最新的醫學

期刊報告，金針菇所含特殊的免疫功能調節蛋白質在餵食給罹癌小鼠後，小鼠體內的免疫系統產生大量自然殺手細胞，竟把癌細胞吞噬殆盡了。

這個偶然使家母得以從癌症的陰影中脫困。

C.第三個偶然

筆者開始給家母每天吃金針菇，眼見她面色逐漸好看，精神體力漸佳，但心中則七上八下，無法確定發生在小鼠身上的抗癌大戰，到底在家母體內是如何進行的？她每天吃的金針菇量夠嗎？長期吃會有副作用嗎？一直到7月底在高雄榮總檢查，8月初報告出爐。

原來12.2公分的腫瘤竟然只剩7.2公分，AFP、GOT、GPT等重要指數皆降至正常，真是太棒了！

上述這麼多的偶然，筆者必須要謝謝飛碟電台、潘懷宗教授，以及所有發現金針菇具有抗癌功能蛋白質的各國研究人員（包括台灣大學），謝謝你們！

但相信在經過廣泛的人體試驗到藥品問世，尚有一段不短的年月。癌症已經是國人最大的死因，對諸多已經罹癌或雖經治療無法痊癒的患者，可能是迫不及待且時不我予。因而自費撰寫了一本手冊提供病友一些利用金針菇的經驗，大量免費散發，若能因而有助病情或至霍然而癒，那將又可造就更多美好的偶然了。

醫學小常識

怎樣吃金針菇
提高免疫力？

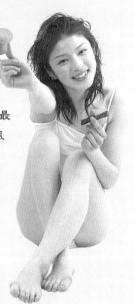

　　各種菇類都含有具提高免疫力和抗癌功效的蛋白質和香菇多醣體，只是不同的菇類含量不同，因此建議多吃菇類可加強免疫系統。

　　不過金針菇生吃可能瀉肚子，最好輕微煮熟。而患有紅斑狼瘡或類風濕性關節炎的病患最好不要常吃金針菇，因為這類疾病是由 Th1 細胞激素引發的，吃了金針菇，病情可能會加重。

information

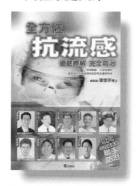

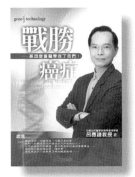

國家圖書館出版品預行編目資料

飛碟早餐之醫學新知 / 潘懷宗著 · --第一版.
--臺北市：文經社，2006（民95）
面；公分. --（文經家庭文庫；C140）

ISBN 978-957-663-478-9（平裝）

1. 家庭醫學

410.46   95012540

文經社

文經家庭文庫 C140

飛碟早餐之醫學新知

著 作 人 — 潘懷宗
發 行 人 — 趙元美
社　　長 — 吳榮斌
主　　編 — 梁志君　　**執行編輯**— 謝昭儀
美術編輯 — 劉玲珠
出 版 者 — 文經出版社有限公司
登 記 證 — 新聞局局版台業字第2424號
＜總社・編輯部＞：
地　　址 — 104 台北市建國北路二段66號11樓之一（文經大樓）
電　　話 —（02）2517-6688（代表號）
傳　　真 —（02）2515-3368
E - m a i l — cosmax.pub@msa.hinet.net
＜業務部＞：
地　　址 — 241 台北縣三重市光復路一段61巷27號11樓A（鴻運大樓）
電　　話 —（02）2278-3158・2278-2563
傳　　真 —（02）2278-3168
E - m a i l — cosmax27@ms76.hinet.net
郵撥帳號 — 05088806文經出版社有限公司
新加坡總代理 — Novum Organum Publishing House Pte Ltd.　　TEL:65-6462-6141
馬來西亞總代理 — Novum Organum Publishing House (M) Sdn. Bhd.　TEL:603-9179-6333
印 刷 所 — 松霖彩色印刷事業有限公司
法律顧問 — 鄭玉燦律師（02）2915-5229
發 行 日 — 2006年 9 月 第一版 第 1 刷
　　　　　　　　　　 9 月　　　　第 3 刷

定價／新台幣 200 元　　　　Printed in Taiwan

文經社在「博客來網路書店」設有網頁。網址如下：
http://www.books.com.tw/publisher/001/cosmax.htm
鍵入上述網址可直接進入文經社網頁。